Ulrike Baerwind · Peter Müller

Ergotherapie in der neurologischen Rehabilitation Erwachsener

Eine praktische Anleitung zur
Befunderhebung und Zielsetzung

AF287877

Neue Reihe Ergotherapie

Herausgeber:
Deutscher Verband der Ergotherapeuten e.V.
**Reihe 10: Fachbereich Neurologie
Band 10**

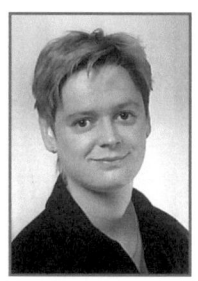

Ulrike Baerwind, geb. 1973, verheiratet, zwei Kinder.
Ergotherapeutin seit 1997.
Tätigkeit in der stationären und teilstationären Rehabilitation von neurologischen Patienten in der Fachklinik Ambrock, Hagen.
2003-2005 leitende Ergotherapeutin im Kantonsspital Münsterlingen, Schweiz.
Seit 2006 tätig als Referentin für ergotherapeutische und angrenzende Themengebiete.

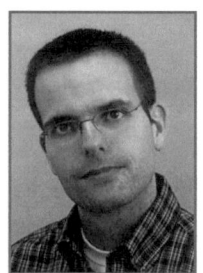

Peter Müller, geb. 1973, verheiratet, zwei Kinder.
Ergotherapeut seit 1998.
Tätigkeit in der stationären und teilstationären Rehabilitation von neurologischen Patienten in der Fachklinik Ambrock, Hagen.
Seit 2004 unterrichtet er an der Akademie für Gesundheitsberufe in Wuppertal im Fachbereich Ergotherapie.

Ulrike Baerwind · Peter Müller

Ergotherapie in der neurologischen Rehabilitation Erwachsener

Eine praktische Anleitung zur Befunderhebung und Zielsetzung

 Das Gesundheitsforum 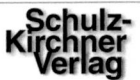 Schulz-Kirchner Verlag

Bibliografische Information der Deutschen Nationalbibliothek
Die Deutsche Nationalbibliothek verzeichnet diese Publikation in der
Deutschen Nationalbibliografie; detaillierte bibliografische Daten sind im
Internet über http://dnb.d-nb.de abrufbar.

Besuchen Sie uns im Internet: www.schulz-kirchner.de

3. Auflage 2009
2. Auflage 2006
1. Auflage 2005
ISBN 978-3-8248-0477-1
Fachlektorat: Beate Kubny-Lüke
Lektorat: Doris Zimmermann
Layout: Susanne Koch
Titelfoto: Ulrike Baerwind, Peter Müller
Umschlagentwurf: Werkstudio.werbung und design GmbH, Düsseldorf
Alle Rechte vorbehalten
© Schulz-Kirchner Verlag GmbH, 2009
Mollweg 2, D-65510 Idstein
Vertretungsberechtigter Geschäftsführer: Dr. Ullrich Schulz-Kirchner
Druck: Books on Demand, www.bod.de
Printed in Germany

Dieses Buch ist auch als E-Book erhältlich unter der ISBN 978-3-8248-0932-5

Inhalt

Danksagung

Wir bedanken uns bei Dr. Ch. Schäfer
für die enge und konstruktive Zusammenarbeit.

1 Einleitung

Das Gesundheitssystem erfordert hierzulande eine genaue Befundaufnahme und klare eindeutige Zielsetzungen seitens der Therapeuten. Daher ist es dringend notwendig, „Therapie-Werkzeuge" zu nutzen, die zum einen unserem therapeutischen Anspruch an ein würdiges Menschenbild genügen, zum anderen aber auch effektiv im Therapiealltag einsetzbar sind.

Mit dem Konzept, das im Folgenden vorgestellt wird, ist ein solches „Therapie-Werkzeug" für den Bereich der neurologischen Rehabilitation entstanden. Durch eine klare, detaillierte und umfangreiche Befundaufnahme wird es dem Therapeuten erleichtert, eine sichere ergotherapeutische Diagnostik durchzuführen. Da in dem Befundsystem standardisierte Skalen eingebaut wurden und die Beurteilungskriterien eindeutigen Definitionen unterliegen, sind die Abweichungen, die in der Beurteilung des Patienten durch verschiedene Kollegen regelmäßig als Problem auftauchen, weitestgehend gering gehalten.

Das Befundsystem als solches stellt allerdings nur einen Teil der ergotherapeutischen Vorgehensweise in der Neurorehabilitation dar. Wesentlich ist die darauf folgende Bestimmung der Therapieziele. Hier kommt das gesamte ergotherapeutische Verständnis von patienten- bzw. menschenzentrierter Behandlung zum Tragen, da nur individuell auf die jeweiligen Bedürfnisse der Patienten sinnvoll eingegangen werden kann. Dass es viele kleine Teilbereiche gibt, die sich in unterschiedlicher Form bei Patienten mit neurologischen Erkrankungen gleichen, hat sich diese Form der Therapiezielbestimmung zunutze gemacht. Man findet hier ein Baukastensystem vor, das aus Formulierungen kleinster Zieleinheiten besteht. Das hat den Vorteil, dass zum einen die Entwicklung der eigentlichen Ziele auf einer einheitlichen, für alle angrenzenden Berufsgruppen verständlichen Sprache basiert, zum anderen die notwendige Flexibilität bestehen bleibt, um die Individualität und die persönlichen Bedürfnisse des Patienten zu wahren. Dieser Pool von Zielformulierungen stellt also den zweiten Teil des „Therapie-Werkzeuges" dar, auf dessen Grundlage eine fundierte und folgerichtige Therapie stattfinden kann.

Jedem Therapeuten steht es frei, wie viel er von den Zielformulierungen nutzt, ob er sie untereinander mischt, in Fern- oder Nahziele einordnet oder sie in Berichten bzw. Arztgesprächen einsetzt. Sie sollten jedoch immer einen logischen Bezug zum Befund darstellen und regelmäßig überprüft und ggf. revidiert werden. Ein Therapieverlauf, den sich in der Regel alle Therapeuten mit Veränderungen und möglichst Verbesserungen der Defizite wünschen, sollte somit erkennbar und formulierbar werden.

Das gesamte hier vorgestellte Therapie-Werkzeug, sowohl der Befundaufnahmebogen als auch die Aufstellung der Therapieziele, ist von den Autoren selbst direkt erprobt worden und hat sich im Arbeitsalltag bereits als geeignet erwiesen. Es ist ein Weg, von dem die Autoren meinen, dass er dem ergotherapeutischen Blick auf den Patienten entspricht und einer alltagsrelevanten Therapiezielfindung dient. Das Buch soll allen Leserinnen und Lesern als Vorlage dienen, die natürlich den individuellen Bedürfnissen der Kolleginnen und Kollegen angepasst werden kann, sei es durch persönliche Erweiterung, Ergänzung oder auch durch Nutzung von Teilbereichen. Ein patientenzentrierter, zielorientierter und kreativer Umgang mit der vorliegenden Ausarbeitung ist erwünscht!

1.1 Was ist vor der Befunderstellung zu beachten?

Es wird hier ein Befundbogen vorgestellt, der sowohl in einer üblichen Diagnostiksituation als auch in einer Verlaufsdiagnostik verwendet werden kann. Vorher sei noch kurz erwähnt, dass selbstverständlich die Beachtung der medizinischen und sozialen Anamnese eine wesentliche Rolle spielt. Denn dadurch kann sich der Schwerpunkt unter Umständen verändern. Eine umfassende Diagnostik bezieht zwar an sich schon möglichst viele Aspekte ein, dennoch ist eine vorherige Schärfung des Blickes auf bestimmte Details hilfreich.

Beispiel:
Eine 78-jährige Schlaganfall-Patientin, die bereits seit 4 Jahren im Pflegeheim lebt, hat evtl. andere alltägliche Bedürfnisse als ein 32-jähriger Mann, der lernen muss, aufgrund eines Motorradunfalls mit einem Querschnitt zu leben. Schon in der Diagnostik unterscheidet sich die Vorgehensweise in vielen Aspekten: ADL, Motorik, Neuropsychologische Fähigkeiten, Wohnsituation, Berufstätigkeit seien nur einige der Teilbereiche, die sich in der Befundaufnahme stark unterscheiden werden.

8

2 Befundaufnahme; diagnostischer Bericht

2.1 Wozu brauchen wir einen einheitlichen Befund?

Oder anders ausgedrückt: Besteht überhaupt die Notwendigkeit, ein einheitliches Befundschema innerhalb einer Einrichtung zu finden, nach dem die Ergotherapeuten in der neurologischen Rehabilitation gleichermaßen diagnostizieren? Dazu folgende Gedanken:

Die ergotherapeutische Befundaufnahme ist als Screening der Defizite *und* der Fähigkeiten eines Patienten zu verstehen. Auf dieser Grundlage kann ein Befund entstehen, der für die darauf folgenden Behandlungen richtungsweisend ist. Er sollte in seiner Quintessenz sowohl die Therapieschwerpunkte als auch die Zielsetzung für das therapeutische Vorgehen beinhalten. Diese Vorgabe erfordert beinahe eine Vollständigkeit der ergotherapeutisch relevanten Informationen, auch wenn der Anspruch auf jene Vollkommenheit im Bereich der neurologischen Rehabilitation, wie wir wissen, nicht immer umzusetzen ist. Und dennoch wagen wir mit unserem Vorschlag eine Annäherung daran.

Wir ziehen daraus Vorteile, die bestechen:
- Ein möglichst vollständiger Eingangsbefund dient im Therapieverlauf jederzeit als sicherer Vergleichswert für die Erfassung von Fortschritten oder Veränderungen des Patienten.
- Er bietet eine eindeutige Diskussionsgrundlage für Teamsitzungen oder Gespräche mit den Ärzten, ggf. auch mit Kostenträgern. Eine einheitliche Sprache erleichtert die fachliche Kommunikation.
- Der strukturierte Befund stellt ein Übergabemedium für weiterbehandelnde Therapeuten dar, das für alle übersichtlich ist. Bekannte Strukturen können leichter und mit geringerem Zeitaufwand überblickt und eingeordnet werden.
- Ein einheitlicher, inhaltlich ausführlicher Befund gibt auch anderen Therapiebereichen einen Einblick in die ergotherapeutische Arbeit, was hinsichtlich einer interdisziplinären Zusammenarbeit erstrebenswert ist. Überschneidungen in speziellen Gebieten, zum Beispiel mit der Physiotherapie oder der Neuropsychologie, werden hierbei als erwünschte Ergänzung verstanden.

2.2 Welche Informationen gehören in den Befund?

Einen Bericht über den Aufnahmebefund schreiben die Ergotherapeuten zum einen für die eigene Verwendung (Erinnerungs- und Planungshilfe), aber auch für die Ärzteschaft und die Kostenträger. Wie bereits erwähnt, wird der Befund möglicherweise ebenso von anderen Therapiebereichen eingesehen (z.B. Physiotherapie, Neuropsychologie, Sprachtherapie, Musik- oder Maltherapie), und schließlich kann auch die Pflege von den ergotherapeutischen Informationen profitieren[1].

Was also gehört in den diagnostischen Ergotherapiebericht hinein?
Erforderlich sind sachliche Informationen über den derzeitigen Status, den der Patient zeigt. Diese sollten möglichst objektiv sein, d.h. eine neutrale Momentaufnahme beschreiben.
Einige weitere Ergebnisse werden jedoch nicht nur aus der reinen Beobachtung und Testung gezogen, sondern für Teilbereiche wird auch die therapeutische Erfahrung und Einschätzung benötigt. Subjektive Beobachtungen fließen also zu einem begrenzten Teil ebenfalls ein.

Beispiel:
Es ist im Erstkontakt nur selten möglich, den Patienten bei Hygieneverrichtungen, wie z.B. dem Duschen, zu beobachten, um ein sicheres Ergebnis für diesen ADL-Bereich (Activity of Daily Living) zu bekommen. Die therapeutische Aufgabe im Erstkontakt besteht nun darin, den Grad der Selbstständigkeit in diesem Bereich einzuschätzen. Die Überprüfung erfolgt dann gegebenenfalls später.

In dem ergotherapeutischen Befundbericht ist keine dezidierte Beschreibung der Vorgehensweise erforderlich. Es sind ausschließlich Informationen, die für die folgende Therapieplanung wesentlich sind.

Beispiel:
Ob wir eine mobilisierende Technik der Scapula umgebenden Muskulatur planen, um den Tonus der Hand günstig zu beeinflussen, oder ob wir mit dem Tangram-Material arbeiten möchten, um die räumlich-konstruktiven Leistungen zu trainieren, ist für den diagnostischen Bericht irrelevant.

---

1   Vgl.: Frommelt, 1999, 57 ff

10

Hinweise

Dass das Wissen über die Therapiegestaltung weitaus größer ist, als dieser einheitliche, diagnostische Bericht preisgibt, wird hier keinesfalls in Frage gestellt. Die Reduktion der Information, die damit weitergegeben wird, bedeutet nicht automatisch eine Reduktion des ergotherapeutischen Profils in der Neurologie. Es soll vielmehr das Wesentliche aus der Befundsituation herausgestellt werden, damit diese immer konkret nachvollziehbar bleibt und nicht etwa eine momentane, subjektive Interpretation den Ausschlag für die weitere Behandlung gibt.

Darüber hinaus muss erwähnt werden, dass im vorliegenden Befundbogen eine gewisse Auswahl an Skalen getroffen wurde, welche die Autoren in den Befundbogen eingebettet haben. Diese Form der Nutzung bestehender Skalen betrachten die Autoren als sinnvolle Zusammenstellung für den praktischen Gebrauch im Arbeitsalltag, was bedeutet, dass auch Teilauszüge und zusätzliche Ergänzungen die Skalen im ergotherapeutischen Sinne gebrauchsfähig machen.

2.3 NeuroBefundbogen Ergotherapie

Patient/in: _____ Datum: _____

Diagnose: _____ Therapeut/in: _____

Besonderheiten: _____

I Motorische Schädigung

II Hilfsmittel

III Mobilität

IV Transfer (nach FIM²) / Lagewechsel

Transfer	selbstständig ↑	eingeschränkt selbstständig ↕	Beaufsichtigung ↑	25% Hilfe	50% Hilfe	75% Hilfe	100% Hilfe
Bett-Stuhl							
Wanne/ Dusche							
Toilettensitz							

Lagewechsel	selbstständig ↑	unselbstständig ↓	Kommentar
Rücken-/Seitlage			
Seitenlage-Sitz			
Sitz-Stand			
Boden-Stand			

2 In Anlehnung an „FIM-Functional Independance Measure"; nach Masur, 2000, 573 f und FIM-Funktionelle Selbständigkeitsmessung Manual, Version 1, Internationale Vereinigung für Assessment in der Rehabilitation (Hrsg.), 1997

12

V Rumpfstabilität / -selektivität

ungestört	mäßig	schlecht	keine
Kommentar			

VI Schulter

Bewegungs-richtungen	Abduktion	Adduktion	Ante-version	Retro-version	Außen-rotation	Innen-rotation
rechts						
links						

Besonderheiten	(zum Beispiel Scapula alata, Subluxation etc.)
rechts	
links	

Schmerz[3]	0	1	2	3	4	5	6	7	8	9	10
rechts											
links											
Schmerz-auslöser	passiv		aktiv		endgradig		Ruhe				

Funktionsansätze / Bewegungsauffälligkeiten

3   Vgl. „11-point-box-scale (BS-11)"; Masur, 2000, 131

VII Obere Extremitäten / Unterarm, Hand

Händigkeit	rechts	links	beidhändig

Bewegungs-richtungen (Unterarm) und Bewegungs-richtungen (Hand)	Exten-sion	Flexion	Supina-tion	Prona-tion	Dorsal-exten-sion	Palmar-flexion	Ulnar-abduk-tion	Radial-abduk-tion
rechts								
links								

Besonderheiten	zum Beispiel Tremor
rechts	
links	

Funktionsansätze / Bewegungsauffälligkeiten

14

VIII Handmotorik

getestet	rechts	links

Kraft DI-DV[4] und Handgelenk	0	1	2	3	4	5	nicht testbar
DI							
DII							
DIII							
DIV							
DV							
Handgelenk							

	Faustschluss	Faust öffnen
möglich ↑		
nicht möglich ↓		
Kommentar		

	Opposition	selektive Bewegungen
DI		
DII		
DIII		
DIV		
DV		

Griffarten	möglich ↑	nicht möglich ↓	Kommentar
Pinzettengriff			
Schlüsselgriff			
Hakengriff			
Zylindergriff			

Funktionsansätze / Bewegungsauffälligkeiten

4 Vgl. Parese-Skala nach dem Medical Research Council (MRC-Skala); Masur, 2000, 68

15

IX Koordination[5]

	ungestört	leichte Störungen	große Störungen	nicht möglich
unilaterale Tätigkeiten				
bimanuelle Tätigkeiten				
Graphomotorik				

X Sensibilität*

Störungs-bild	Oberflächensensibilität (OS)	Tiefensensibilität (TS)	Parästhesien
proximal			
distal			
Kommentar			

*Legende Sensorikschema:
OS: ↑ (hypersensibel), ↓ (hyposensibel), ↔ (indifferent)
TS: – (herabgesetzt), ~ (unklar); Parästhesien: * Schmerz: ✗

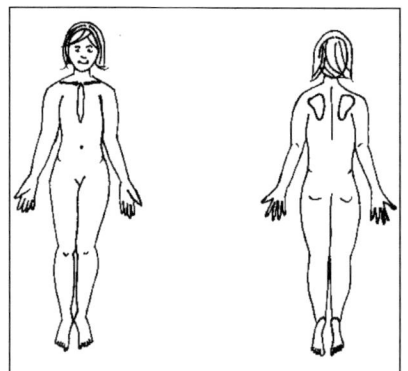

Notizen
(z.B. für Oberflächenqualitäten)

---

5   EKN-Materialien für die Rehabilitation 6, Untersuchung zerebraler Handfunktionsstörungen, 1994, 40-41

16

XI Koma-Remissions-Skala[6]

Erweckbarkeit / Aufmerksamkeit			1	2	3	4	5	
Motorische Antworten	-3	0	1	2	3	4	5	6
Reaktion auf akustischen Reiz	-3	0	1	2	3			
Reaktion auf visuellen Reiz	-4	0	1	2	3	4		
Reaktion auf taktilen Reiz		0	1	2	3			
Sprechmotorische Antworten		0	1	2	3			

XII Kinästhetische und vestibuläre Wahrnehmung

Reaktion	keine	teilweise	sicher
kinästhetische Reize			
vestibuläre Reize			

6 Vgl. „Koma-Remissions-Skala (KRS)"; Masur, 2000, 111

XIII Tonus

Spastik-Skala[7]								
Lokalisation		hypo	0	1	1+	2	3	4
Obere Extremitäten	re							
	li							
Untere Extremitäten	re							
	li							
Rumpf								

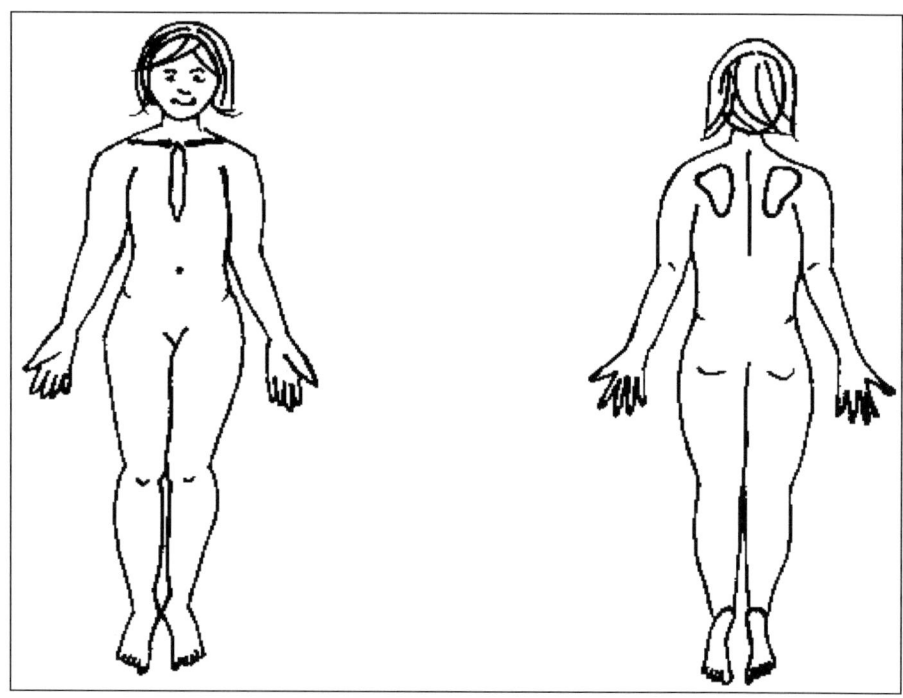

7 Eintragung in Anlehnung an die Ashworth-Spastik-Skala: hypoton / 0 / 1 / 1+ / 2 / 3 / 4

18

XIV ADL[8]

	selbst-ständig ↑	einge-schränkt selbst-ständig ↕	Beaufsich-tigung ⊤	25% Hilfe	50% Hilfe	75% Hilfe	100% Hilfe	er-probt ✓*
Toilette								
Trinken								
Nahrungs-aufnahme								
Körper-pflege								
Baden Duschen Waschen								
Ankleiden oben								
Ankleiden unten								
kleine Mahlzeiten (Frühstück)								
Kochen								
Putz-arbeiten								
Teilnahme am Stra-ßenverkehr								
Einkaufen								
Kommentar								

* vom Therapeuten gesehen

Sonstiges:

8 FIM-Funktionelle Selbständigkeitsmessung Manual, Version 1, Internationale Vereinigung für Assessment in der Rehabilitation (Hrsg.), 1997 sowie „Rivermead-ADL-Skala"; Masur, 2000, 573; 616

XV Neuropsychologische Fähigkeiten[9] / Auffälligkeiten

	selbst-ständig ↑	einge-schränkt selbst-ständig ↕	Beauf-sichtigung T̄	25% Hilfe	50% Hilfe	75% Hilfe	100% Hilfe
Verstehen							
Ausdruck							
Sozial-verhalten							
Problem-lösung							
Gedächtnis							
Orientierung							
Aufmerksam-keit							
Kommentar							

Störungsbild	ohne Befund (o. B.)	Verdacht auf (V. a.)	sicher	Kommentar
Apraxie				
Neglect				
Visuelle Leistung				
Visuelle-konstruktive Leistung				
Hemianopsie				

XVI Wohnsituation

XVII Berufstätigkeit

ja	nein	Anforderungsprofil (Kurzbeschreibung)

9   In Anlehnung an „FIM-Functional Independance Measure"; Masur, 2000, 573 f sowie FIM-Funk-tionelle Selbständigkeitsmessung Manual, Version 1, Internationale Vereinigung für Assessment in der Rehabilitation (Hrsg.), 1997

20

XVIII Weitere Eindrücke

Motivation	gut	mäßig	gering

Stimmung	

Sonstiges	

XIX Behandlungsziele

| Nahziele
innerhalb der
nächsten 14 Tage	

Mittelfristige Ziele	

Rehaziele	

| Ziele aus
Patientensicht	

2.4 Bewertung, Definitionen, Skalen

Diesem Befundbogen liegen eine Fülle von Informationen zugrunde. Dazu gehört auch der Einsatz von standardisierten Skalen, die anerkannt und auch seit einiger Zeit in Gebrauch, also erprobt sind. Hierzu zählen zum Beispiel der verbreitete Functional Independence Measure, der in weiten Teilen eingebaut ist (FIM; State University of New York, Buffalo, März 1990 / FIM-Funktionelle Selbständigkeitsmessung Manual, Version 1, Internationale Vereinigung für Assessment in der Rehabilitation (Hrsg.), 1997) und auch die Spastik-Skala nach Ashworth (modifiziert von Bohannon und Smith)[10].

Im Folgenden wird jedes Item definiert beziehungsweise zum Teil durch ein anerkanntes Skalensystem erklärt; die jeweilige Bewertung wird anhand von Beispielen erleichtert.

I   Motorische Schädigung

Hier wird ein erster Eindruck der motorischen Schädigung vermerkt. Es erfolgt eine grobe Klassifizierung (z.B.: schlaffe Hemiparese rechts / links, spastische Hemiparese rechts / links, Ataxie, spastische Tetraparese, armbetont, beinbetont, Parkinsonsymptomatik etc.), die im weiteren Therapieverlauf dazu dient, einen schnellen Überblick über das Störungsbild zu erhalten. Dieses ist besonders für Kollegen in der Urlaubs- oder Krankheitsvertretung praktisch, bietet jedoch auch den eigentlich behandelnden Therapeuten eine schnelle Orientierung. Es stellt somit eine kleine Merkhilfe dar, wenn der Therapeut einen großen Patientenstamm zu betreuen hat.

II   Hilfsmittel

Hier werden dem Patienten bekannte bzw. voraussichtlich benötigte Hilfsmittel vermerkt, ebenso die geplante Erprobung eines Hilfsmittels innerhalb des Therapieverlaufes (z.B.: Allzweckbrett, Greifhilfe, Griffverdickung, Rollstuhl, Lagerungsschiene etc.).

---

10 Vgl. Skalen und Scores in der Neurologie, Masur, 2000, 573 f; 73

22

III   Mobilität

In diesem Feld kann die Art der Fortbewegungsmöglichkeiten beschrieben werden (z.B. selbstständiges Rollstuhlfahren möglich, angewiesen auf komplette Hilfestellung, in Einzelfällen ist Unterstützung des Gehens bei Gleichgewichtsproblemen notwendig etc.). Auch wenn der Patient Bettruhe hat und nur liegend transportiert werden kann, kann dieses hier eingetragen werden.

IV   Transfer (erstellt nach dem Functional Independence Measure)[11] / Lagewechsel

Transfer[2]	selbstständig ↑	eingeschränkt selbstständig ↑	Beaufsichtigung ↑	25% Hilfe	50% Hilfe	75% Hilfe	100% Hilfe
Bett-Stuhl							
Wanne/ Dusche							
Toilettensitz							

Lagewechsel	selbstständig ↑	unselbstständig ↓	Kommentar
Rücken-/Seitlage			
Seitenlage-Sitz			
Sitz-Stand			
Boden-Stand			

Transfer Bett-Stuhl / Rollstuhl
Definition: Der Transfer Bett-Stuhl / Rollstuhl umfasst sämtliche Aspekte des Transfers zum und vom Bett, Stuhl und Rollstuhl sowie das Aufstehen, wenn Gehen die typische Art der Fortbewegung ist.

Beurteilungskriterien:
(1) **Selbstständig** → Der Patient steht aus dem Bett auf und setzt sich auf einen Stuhl bzw. umgekehrt. Der Rollstuhl fahrende Patient kommt vom Bett in den Rollstuhl und umgekehrt. Er betätigt Bremsen, Armstützen und eventuell Fußstützen.

11 Vgl. „FIM-Functional Independance Measure"; Masur, 2000, 573 f / FIM-Funktionelle Selbständigkeitsmessung Manual, Version 1, Internationale Vereinigung für Assessment in der Rehabilitation (Hrsg.), 1997

(2) **Eingeschränkt selbstständig** → Der Patient braucht angepasste oder unterstützende Vorrichtungen, z.B. Rutschbrett, Lifter, Griffstangen bzw. spezielle Sitze oder Stützen. Der Patient braucht mehr Zeit. Es bestehen geringfügige Sicherheitsbedenken, die der Patient von sich aus beachtet.

(3) **Beaufsichtigung** → Die Hilfsmittel müssen bereitgestellt und gesichert werden. Der Patient braucht Tipps und Hinweise zum Umgang mit den Hilfsmitteln. Aus Sicherheitsaspekten ist eine Beaufsichtigung erforderlich.

(4) **25% Hilfe** → Der Patient braucht lediglich eine leichte Berührungshilfe (Gleichgewicht), um Sicherheit zu geben. Es ist noch keine Hebehilfe erforderlich.

(5) **50% Hilfe** → Der Patient benötigt mäßige Hebehilfe, um vom Liegen in den Sitz bzw. vom Sitz in den Stand zu kommen. Er kommt dann mit Kontakthilfe zum Stehen und Sitzen auf einem Stuhl oder in einem Rollstuhl.

(6) **75% Hilfe** → Der Patient braucht ausgeprägte Hilfe, um vom Liegen zum Sitzen zu kommen.

(7) **100% Hilfe** → Der Transfer muss (fast) vollständig übernommen werden.

Transfer Wanne / Dusche
Definition: Der Transfer Wanne / Dusche umfasst den Transfer in die Badewanne oder Duschkabine und wieder heraus.

Beurteilungskriterien:
(1) **Selbstständig** → Der Patient steigt in die Badewanne oder Duschkabine und wieder heraus. Benutzt der Patient einen Rollstuhl, stellt er die Bremsen fest, klappt die Fußstützen hoch, ggf. auch die Armstützen, führt den Transfer durch und kehrt zurück. Der Transfer wird ohne Gefährdung durchgeführt.

(2) **Eingeschränkt selbstständig** → Der Patient benutzt Hilfsmittel, z.B. Rutschbrett, Griffstangen etc. Der Patient benötigt mehr Zeit. Es bestehen Sicherheitsbedenken, allerdings beachtet der Patient diese von sich aus.

(3) **Beaufsichtigung** → Der Patient benötigt Beaufsichtigung bzw. verbale Anweisungen bzw. Hilfestellung bei der Vorbereitung und Nachbereitung der Hilfsmittel.

(4) **25% Hilfe** → Der Patient benötigt leichte Berührung zur Sicherheit bzw. er benötigt leichte Unterstützung zum Halten des Gleichgewichtes.

(5) **50% Hilfe** → Der Patient braucht mäßige Hilfestellung beim Aufstehen, Hinsetzen und Drehen.

24

(6) **75% Hilfe** → Der Patient braucht ausgeprägte Hilfestellung beim Aufstehen, Hinsetzen und Drehen.

(7) **100% Hilfe** → Der Transfer muss (fast) vollständig übernommen werden.

Transfer Toilettensitz
Definition: Der Transfer Toilettensitz beinhaltet den Transfer auf den Toilettensitz und das Aufstehen vom Toilettensitz.

(1) **Selbstständig** → Der Transfer wird ohne Gefährdung durchgeführt. (Betrifft sowohl Fußgänger als auch Rollstuhlfahrer.)

(2) **Eingeschränkt selbstständig** → Der Patient braucht Hilfsmittel, es wird mehr Zeit benötigt und/oder es bestehen geringfügige Sicherheitsbedenken, allerdings beachtet diese der Patient von sich aus.

(3) **Beaufsichtigung** → Der Patient bedarf der Beaufsichtigung und/oder Unterstützung bei der Vorbereitung und Nachbereitung der Hilfsmittel bzw. er braucht Tipps im Umgang mit den Hilfsmitteln.

(4) **25% Hilfe** → Der Patient benötigt Berührung zur Sicherung bzw. leichte Kontakthilfe (Gleichgewicht halten), um den Transfer ausführen zu können.

(5) **50% Hilfe** → Der Patient benötigt mäßige Hilfestellung beim Aufstehen und Hinsetzen bzw. Umsetzen.

(6) **75% Hilfe** → Der Patient benötigt ausgeprägte körperliche Unterstützung bei der Durchführung sämtlicher Transferaspekte.

(7) **100% Hilfe** → Der Transfer muss (fast) vollständig übernommen werden.

Folgende Lagewechsel werden beurteilt:
a) von der Rückenlage in die Seitlage rechts
b) von der Rückenlage in die Seitlage links
c) aus der Seitlage in den freien Sitz
d) aus dem freien Sitz in den sicheren Stand
e) kompletter Lagewechsel vom Boden (Rückenlage) in den Stand

Für eine Beurteilung in der Diagnostiksituation ist die Unterteilung in „selbstständig"/„unselbstständig" sinnvoll. Hierbei lässt sich für den weiteren Verlauf schnell erkennen, wo alltagsorientierter Therapiebedarf besteht. Im Kommentarfeld lassen sich wichtige Details vermerken.

V Rumpfstabilität / -selektivität

ungestört	mäßig	schlecht	keine

Kommentar

Die Einteilung in vier Items erweist sich in der Befunderhebung als ausreichend aussagekräftig, – sie kann die Grundlage für die weitere Therapieplanung bieten und stellt darüber hinaus den Bezug zur alltagsrelevanten Funktion her:

Ungestört → Die Rumpfstabilität ist als ungestört zu bezeichnen, wenn keine pathologischen Auffälligkeiten zu erkennen sind.

Mäßig → Der Rumpf kann über einen begrenzten Zeitraum stabil gehalten werden, jedoch sind Kompensationsstrategien im Verlauf zu beobachten. Das Agieren mit dem Arm / den Armen ist möglich.

Schlecht → Die Rumpfstabilität ist beeinträchtigt, der Patient ist nur eingeschränkt in der Lage, den Rumpf in einer stabilen Position zu halten. Der Patient zeigt rasch Tendenzen, die Rumpfstabilität zu verlieren.

Keine → Es besteht keine Rumpfstabilität, der Patient ist nicht in der Lage, den Rumpf in einer aufrechten Sitzposition zu halten.

Kommentarfeld → Hier können zusätzliche Auffälligkeiten eingetragen werden. Insbesondere Beobachtungen zur Rumpfselektivität sowie die Beschreibung einzelner Rumpffunktionen können hier bei Bedarf genau beschrieben werden. Des Weiteren ist es möglich, die in der Testung eingenommenen Ausgangspositionen zu vermerken.

VI Schulter

Bewegungs-richtungen	Abduktion	Adduktion	Ante-version	Retro-version	Außen-rotation	Innen-rotation
rechts						
links						

Besonderheiten

Besonderheiten	(zum Beispiel Scapula alata, Subluxation etc.)
rechts	
links	

26

Schmerz[3]	0	1	2	3	4	5	6	7	8	9	10
rechts											
links											
Schmerz-auslöser	passiv			aktiv			endgradig			Ruhe	

Funktionsansätze / Bewegungsauffälligkeiten

Beurteilungskriterien:

Hier werden die Bewegungsrichtungen sowie charakteristische Störungsbilder der Schulter beurteilt. Nach Bedarf kann der Anwender kurze Notizen bzw. Gradzahlen (z.B. nach der Neutral-Null-Methode[12]) eintragen oder lediglich die Unterscheidung „gestört" bzw. „ungestört" eintragen. Hier werden sehr einfache Vorschläge unterbreitet. Die im Literaturverzeichnis aufgeführte weiterführende Literatur zeigt noch eine Vielzahl weiterer Dokumentationsmöglichkeiten auf.

Bewegungsrichtungen → Diese werden markiert, sofern hierbei Pathologien zu erkennen sind.
(Bemerkung zur Anteversion: Unter diesem Item kann auch die Elevation vermerkt werden, daher ist dafür kein gesondertes Feld vorgesehen.)

Besonderheiten → Scapula alata, Subluxation

Schmerz → Die Einschätzung der Schmerzintensität wird in einer Skala eingeteilt (nach der 11-point-Box-Scale[13]): 0 kein Schmerz bis 10 sehr starker Schmerz.

Schmerzauslöser → Hier besteht die Möglichkeit, eine bzw. mehrere Ursachen eines Schulterschmerzes zu markieren:
Passive = Das passive Bewegen der oberen Extremität verursacht Schmerzen.
Aktive = Aktive Bewegungen der oberen Extremität verursachen Schmerzen.
Nur endgradige Bewegungen = Endgradige Bewegungen, die passiv oder aktiv durchgeführt werden, verursachen Schmerzen.
Ruhe = Schmerzen bestehen schon in Ruheposition.

---

12 Vgl. Hasselblatt, 1992, 49 ff
13 11-point-box-scale (BS-11); Masur, 2000, 131

Notizfeld für das Kriterium „Funktionsansätze und Bewegungsauffälligkeiten" → Hier können mögliche Funktionsansätze der Schulter (Abduktion, Adduktion, Anteversion, Retroversion, Außenrotation und Innenrotation) kurz beschrieben werden.

Grundsätzliches zu den Notizfeldern:
Für die Bewegungsbeobachtung gibt es modifiziert nach Conrad 1984[14], eine hilfreiche Aufstellung. Sie kann auch bei den folgenden Notizfeldern eine sinnvolle Unterstützung sein:

✓ verzögerte Bewegungsinitiierung
✓ langsame Bewegungen mit geringem Bewegungsausschlag
✓ ausgeprägte Massenbewegungen
✓ gestörte räumliche und zeitliche Organisation der Bewegung
✓ vermehrte Kokontraktion der antagonistischen Muskulatur
✓ gestörte Schnellkraftentwicklung
✓ gestörte Muskelentspannung
✓ verminderte Kraftgenerierung bei willkürlichen und unwillkürlichen Bewegungen

VII   Obere Extremitäten / Unterarm, Hand

Händigkeit	rechts	links	beidhändig

Bewegungs-richtungen (Unterarm) und Bewegungs-richtungen (Hand)	Exten-sion	Flexion	Supina-tion	Prona-tion	Dorsal-extensi-on	Palmar-flexion	Ulnar-abduk-tion	Radial-abduk-tion
rechts								
links								

14 Vgl. Hüter-Becker et al., 2004, 206

28

Besonderheiten	zum Beispiel Tremor
rechts	
links	

Funktionsansätze / Bewegungsauffälligkeiten

Beurteilungskriterien:

Hier werden die Bewegungsrichtungen sowie charakteristische Störungen des Unterarms und der Hand beurteilt. Nach Bedarf kann der Anwender kurze Notizen bzw. Gradzahlen (z.B. nach der Neutral-Null-Methode[15]) oder lediglich die Unterscheidung „gestört" bzw. „ungestört" eintragen.

Händigkeit → Hier wird die Händigkeit (rechts, links oder beidhändig) notiert.

Bewegungsrichtungen Unterarm → Extension, Flexion, Supination, Pronation werden markiert, sofern hierbei Pathologien zu erkennen sind.

Bewegungsrichtungen Hand → Dorsalextension, Palmarflexion, Ulnarabduktion, Radialabduktion werden markiert, sofern hierbei Pathologien zu erkennen sind.

Notizfeld für das Kriterium „Funktionsansätze und Bewegungsauffälligkeiten" → Hier können mögliche Funktionsansätze des Unterarmes (Extension, Flexion, Supination, Pronation) und der Hand (Dorsalextension, Palmarflexion, Radialabduktion, Ulnarabduktion) kurz beschrieben werden. Das Notizfeld ist darüber hinaus zum Beispiel auch für Bemerkungen über den direkten ADL-Bezug nutzbar!

Beispiel:
Die Supination der rechten Hand ist der Patientin W. aktiv endgradig möglich, die Kraft reicht jedoch noch nicht aus, um mit einem Löffel Suppe zum Mund führen zu können. Im Raster der Tabelle wird hier die Beurteilung evtl. auf „endgradig möglich" oder „Ausmaß o.B., Kraft ↓" eingeschätzt, im Freifeld kann dann eine Notiz den genaueren Sachverhalt schildern, um die zu erwartende Verbesserung dezidierter beschreiben zu können.

---

15 Vgl. Hasselblatt, 1992, 49 ff

29

VIII Handmotorik

getestet	rechts	links

Hier wird markiert, welche Hand getestet wurde (auch das Ankreuzen von rechts und links ist möglich, die Testergebnisse müssen dann im Verlauf so gekennzeichnet sein, dass der Anwender die Ergebnisse richtig zuordnen kann).

Kraft DI-DV[16] und Handgelenk	0	1	2	3	4	5	nicht testbar
DI							
DII							
DIII							
DIV							
DV							
Handgelenk							

Kraft rechts / links = DI-DV und Handgelenk

Erstellt nach der Parese-Skala nach dem Medical Research Council (MRC Scale)
5 = normale Kraft
4 = Bewegungen gegen leichten Widerstand
3 = Anhebung des Gliedmaßenabschnittes gegen Schwerkraft
2 = Bewegungen nur unter Aufhebung der Schwerkraft
1 = Muskelkontraktionen ohne Bewegung erkennbar
0 = keine sichtbare Muskelkontraktion

	Faustschluss	Faust öffnen
möglich ↑		
nicht möglich ↓		
Kommentar		

Faustschluss → Der Faustschluss bezeichnet die vollständige Flexion der Finger DI-DV in allen Fingergelenken und die dazugehörige Gebrauchsfähigkeit im Alltag.

16 Parese-Skala nach dem Medical Research Council (MRC-Skala); Masur, 2000, 68

30

Faust öffnen → Dieses bezeichnet das Öffnen der vollständig flektierten Finger I-V und die dazugehörige Gebrauchsfähigkeit im Alltag.
Funktionsansätze oder anderweitige Besonderheiten können bei Bedarf in den dafür vorgesehenen Feldern eingetragen werden (Kommentar).

Fingeropposition → Dieses bezeichnet die aktive Gegenüberstellung des Daumens gegen die Finger II-V; hier wird die Bewegung ohne Einbeziehung der Kraft beobachtet.

	Opposition	selektive Bewegungen
DI		
DII		
DIII		
DIV		
DV		

Selektive Bewegungen → Die Finger I-V können einzeln und unabhängig voneinander bewegt werden.
Mögliche Kennzeichnungen in den entsprechenden Feldern können sein: ausführbar, inkomplett, kraftgemindert etc.; der diagnostizierende Therapeut wird hier seine individuellen Einschätzungen und Kürzel eintragen.

Die Kriterien sind dem individuellen Fähigkeitsprofil entsprechend zu beurteilen, was sich
a) nach dem Alter und
b) nach den prämorbiden Anforderungen im Alltag richtet.

> **Beispiele:**
> a) In der Diagnostik wird ein Schlüsselbund verwendet, an dem 10 verschieden große Schlüssel hängen. Herr F. ist 89 Jahre alt und zeigt bei der Testung der rechten Hand Schwierigkeiten, den kleinen Briefkastenschlüssel ohne Beteiligung der linken Hand zwischen Daumen und Zeigefinger zu positionieren. Sein Kommentar: „Vor 20 Jahren war das für mich kein Problem, aber bevor ich den Schlaganfall bekommen habe, hätte ich das auch schon nicht mehr geschafft."

b) Ein Uhrmacher hat berufsbedingt möglicherweise „geschicktere Hände" als ein Kraftfahrzeug-Mechaniker, ein Pianist hat höchstwahrscheinlich in der Fingerselektivität geübtere Hände als ein Zimmermann. Da nicht die Grundfähigkeiten bewertet werden sollen, sondern die durch Pathologie entstandenen Einschränkungen, müssen diese Gegebenheiten berücksichtigt werden!

Griffarten	möglich ↑	nicht möglich ↓	Kommentar
Pinzettengriff			
Schlüsselgriff			
Hakengriff			
Zylindergriff			

Griffarten:

Der **Pinzettengriff** bezeichnet das Greifen eines Gegenstandes mit den Endphalangen des Daumens und des Zeigefingers.

Der **Schlüsselgriff** bezeichnet das Greifen eines Gegenstandes mit dem Daumen und der radialen Seite des Zeigefingers.

Beim **Hakengriff** sind die proximalen und distalen Interphalangealgelenke (DII-DV) ohne Beteiligung des Daumens flektiert, z.B. beim Tragen eines Eimers oder einer Tasche.

Beim **Zylindergriff** sind alle fünf Finger leicht flektiert, um einen Gegenstand zu greifen (z.B. Greifen einer Flasche).

IX Koordination[17]

	ungestört	leichte Störungen	große Störungen	nicht möglich
unilaterale Tätigkeiten				
bimanuelle Tätigkeiten				
Graphomotorik				

Beurteilungskriterien:
Hier werden die verschiedenen Kategorien der Koordination bewertet, die Skaleneinteilung ist in vier Items unterteilt: ungestört, leichte Störungen, große Störungen, nicht möglich.

→ Dieses sind Tätigkeiten, die nur mit einer der oberen Extremitäten ausgeführt werden (z.B. Löffel zum Mund führen).

Bimanuelle Tätigkeiten → Dieses sind Tätigkeiten, bei denen die beiden oberen Extremitäten unterschiedliche Aufgaben ausführen (z.B. einen Nagel in die Wand schlagen etc.).

Graphomotorik → Das Schreiben wird dem Anforderungsprofil (d.h. unter Berücksichtigung des Alters und der alltäglichen Notwendigkeit für jeden Patienten) entsprechend bewertet.

X Sensibilität

Störungsbild	Oberflächensensibilität (OS)	Tiefensensibilität (TS)	Parästhesien
proximal			
distal			

In dem schematisch dargestellten Menschen können entsprechend der Legende Markierungen vorgenommen werden, sofern Sensibilitätsstörungen vorliegen. Sind Besonderheiten vorhanden, können diese im Freifeld notiert werden.

---

17 EKN-Materialien für die Rehabilitation 6, Untersuchung zerebraler Handfunktionsstörungen, 1994, 40-41

33

Beurteilungskriterien:
Hier werden Störungen der Sensibilität in den oberen und unteren Extremitäten beurteilt, unterteilt in **proximal** (Schulter und Oberarm bzw. Hüftbereich und Oberschenkel) und **distal** (Unterarm und Hand bzw. Unterschenkel und Fuß). Diese können im Freifeld kurz beschrieben werden. Genaue bzw. weiterführende Testmöglichkeiten finden sich bei Bedarf in der entsprechenden Literatur (s. auch Literaturempfehlungen im Anhang).

Oberflächensensibilität → Dazu zählen Berührungsempfindung, Diskrimination (z.b. spitz – stumpf), Zweipunktdiskrimination und Temperaturempfinden.

Parästhesien → Dieses beschreibt Missempfindungen wie z.B. Kribbel- und Taubheitsgefühle.

Tiefensensibilität → Hierzu zählt die Empfindung für Lokalisation, Lage, Bewegung und Vibration.

XI   Koma-Remissions-Skala (KRS)[18]
(Betrifft nur Intensiv- bzw. schwer betroffene Patienten mit Vigilanzstörungen.)

Erweckbarkeit / Aufmerksamkeit	1	2	3	4	5

Erweckbarkeit / Aufmerksamkeit:
5 = Aufmerksamkeit für eine Minute und länger
4 = Verweilen am Reiz (> 5 s)
3 = Hinwendung zum Reiz
2 = Augen öffnen spontan
1 = Augen öffnen auf Schmerzreize

Motorische Antworten	-3	0	1	2	3	4	5	6

Motorische Antworten:
6 = Spontanes Greifen (auch im Liegen)
5 = Gezielte Abwehr auf Schmerzreize
4 = Körper-Haltereaktion erkennbar

---

18 Vgl. „Koma-Remissions-Skala (KRS)"; Masur, 2000, 111

34

3 = Ungezielte Abwehr auf Schmerzreize (z.B. vegetative oder spastische Reaktion)
2 = Beugesynergismen
1 = Strecksynergismen
0 = Keine
-3 = Tetraparalytisch

Reaktion auf akustischen Reiz	-3	0	1	2	3

Reaktion auf akustischen Reiz:
3 = Erkennt vertraute Stimme, Musik etc.
2 = Augen öffnen, Kopf wenden, evtl. Lächeln
1 = Vegetative (Streck-) Reaktion
0 = Keine
-3 = Taub

Reaktion auf visuellen Reiz	-4	0	1	2	3	4

Reaktion auf visuellen Reiz:
4 = Erkennt Bilder, Personen, Gegenstände
3 = Verfolgt gezielt Bilder, Personen, Gegenstände
2 = Fixiert gezielt Bilder, Personen, Gegenstände
1 = Gelegentliches, zufälliges Anschauen
0 = Keine
-4 = Blind

Reaktion auf taktilen Reiz	0	1	2	3

Reaktion auf taktilen Reiz:
3 = Erkennt durch Betasten / Fühlen
2 = Tastet spontan, greift gezielt, jedoch ohne Sinn
1 = Auf passive Berührung nur vegetativ
0 = Keine

Sprechmotorische Antworten	0	1	2	3

Sprechmotorische Antworten:
3 = Mindestens ein verständliches Einzelwort
2 = Unverständliche Äußerung (Laute)
1 = Stöhnen, Schreien, Husten (emotional, vegetativ getönt)
0 = Keine Phonation oder Artikulation hör- / erkennbar

XII   Kinästhetische und vestibuläre Wahrnehmung
(Betrifft nur Intensiv- bzw. schwer betroffene Patienten)

Reaktion	keine	teilweise	sicher
kinästhetische Reize			
vestibuläre Reize			

Beurteilungskriterien:
Die Bewertung der kinästhetischen und der vestibulären Wahrnehmung erfolgt durch eine Skala mit drei Items: Keine Reaktion, teilweise Reaktion, sichere Reaktion.

Kinästhetische Wahrnehmung → Dies betrifft die Spannung der Muskeln, Sehnen, Bänder, Stellung der Gelenke und insbesondere auch deren Veränderung. Da dieser Wahrnehmungsbereich bei komatösen und schwerstbetroffenen Patienten anders einzuordnen ist als bei Patienten der Rehaphase C oder B, wird hier von der Beurteilung der Tiefensensibilität bewusst unterschieden. Die nach außen erkennbare **Reaktion** auf den kinästhetischen Reiz hat die vorrangige Bedeutung, wobei der Reiz immer passiv von außen zugeführt wird. Anders als bei der Testung der Tiefensensibilität sind „Reaktionen" dann z.B. in Form von Atemfrequenzänderung, Hinwendung zum Reiz oder evtl. willkürliche aber ungezielte Muskelspannung zu erkennen. Ein Testen der Tiefensensibilität hat im Gegensatz dazu weiter gehende Reaktionen im Visier: Hier wird differenziertes Unterscheiden von Gelenkstellungen mit aktiver Einstellung der Extremitäten, des Rumpfes und/oder des Kopfes im Raum und zueinander diagnostiziert bzw. bewertet.

Vestibuläre Wahrnehmung → Dies bezeichnet das Sinnessystem, das auf die Körperhaltung in Bezug zur Schwerkraft sowie auf verlangsamende oder beschleunigende Bewegungen reagiert. Es werden unter diesem Item die **Reaktionen** zum Beispiel auf Lageveränderungen registriert.

XIII Tonus

Spastik-Skala[7]								
Lokalisation		hypo	0	1	1+	2	3	4
Obere Extremitäten	re							
	li							
Untere Extremitäten	re							
	li							
Rumpf								

In dem schematisch dargestellten Menschen können entsprechend der Legende folgende Werte bzw. Anmerkungen eingetragen werden:

Ashworth-Spastik-Skala:
0 = Keine Zunahme des Muskeltonus
1 = Leichte Zunahme des Muskeltonus (Steifigkeit beim Loslassen oder min. Widerstand bei endgradigen Bewegungen)
1+ = Leichte Zunahme des Muskeltonus (Steifigkeit beim Loslassen und min. Widerstand bei 50% der Bewegung)
2 = Deutliche Zunahme des Muskeltonus durch die gesamte Bewegung, passiv noch leichte Bewegbarkeit
3 = Erhebliche Zunahme des Muskeltonus, passive Bewegung schwierig
4 = Betreffender Körperteil ist spastisch fixiert

Hypoton: Dieses wird mit einem Minuszeichen eingetragen.

19 In Anlehnung an die „Spastik-Skala nach Ashworth modifiziert von Bohannon und Smith"; Masur, 2000, 73

XIV ADL[20]

	selbst-ständig ↑	einge-schränkt selbst-ständig ↑̣	Beaufsich-tigung ↑̄	25% Hilfe	50% Hilfe	75% Hilfe	100% Hilfe	er-probt ✓
Toilette								
Trinken								
Nahrungs-aufnahme								
Körper-pflege								
Baden Duschen Waschen								
Ankleiden oben								
Ankleiden unten								
kleine Mahlzeiten (Frühstück)								
Kochen								
Putz-arbeiten								
Teilnahme am Stra-ßenverkehr								
Einkaufen								
Kommentar								

Sonstiges:

20 In Anlehnung an "FIM – Functional Independence Measure" sowie "Rivermead-ADL-Skala"; Masur, 2000, 573 f; 616 f und FIM – Funktionelle Selbständigkeitsmessung Manual, Version 1, Internationale Vereinigung für Assessment in der Rehabilitation (Hrsg.), 1997

Beurteilungskriterien:
Zu bewerten sind die unten aufgeführten Items. Die einzelnen Skalierungen reichen von selbstständig bis 100% Hilfestellung.
Des Weiteren steht das Item „erprobt" zur Verfügung, was bedeutet, dass die jeweilige Handlung innerhalb der Diagnostik mit den Patienten durchgeführt wurde bzw. diese direkt beobachtet werden konnte. Sollte dieses Feld nicht markiert werden, so handelt es sich ausschließlich um eine Einschätzung des Therapeuten.
In einigen Bereichen wird die Fremdeinschätzung möglicherweise die einzige Möglichkeit der Beurteilung sein können, je nachdem, welche praktischen Möglichkeiten sich der ergotherapeutischen Abteilung bieten.

Toilettenbenutzung
Handlungsdefinition: Die Toilettenbenutzung umfasst die Handhabung der Unterwäsche, der Hose und das selbstständige Säubern.

Beurteilungskriterien:
(1)   Selbstständig → Die Handlung wird ohne Gefährdung durchgeführt. (Betrifft sowohl Fußgänger als auch Rollstuhlfahrer).
(2)   Eingeschränkt selbstständig → Der Patient benötigt Hilfsmittel (z.B. Wandgriffe).
(3)   Beaufsichtigung → Der Patient bedarf verbaler Anleitung bzw. Beaufsichtigung bei der Ausführung der Handlung.
(4)   25% Hilfe → Der Patient bedarf leichter Kontakthilfe zum Halten des Gleichgewichtes, benötigt leichte Führung.
(5)   50% Hilfe → Der Patient benötigt leichte körperliche Unterstützung.
(6)   75% Hilfe → Der Patient benötigt erhebliche körperliche Unterstützung.
(7)   100% Hilfe → Der Patient muss vollständig unterstützt werden.

Trinken
Handlungsdefinition: Das Trinken umfasst die Handhabung eines Glases oder eines anderen geeigneten Gefäßes, um Flüssigkeit zum Mund zu führen.

Beurteilungskriterien:
(1)   Selbstständig → Der Patient benutzt übliche Trinkgefäße.
(2)   Eingeschränkt selbstständig → Der Patient braucht mehr Zeit oder benutzt Hilfsmittel.
(3)   Beaufsichtigung → Der Patient benötigt Beaufsichtigung bzw. verbale Unterstützung oder es sind Vorbereitungen notwendig.

(4)   25% Hilfe → Das Glas bzw. das Gefäß muss dem Patienten in die Hand gegeben werden.
(5)   50% Hilfe → Die Hand des Patienten muss gelegentlich zum Mund geführt werden.
(6)   75% Hilfe → Das Getränk muss größtenteils eingegeben werden.
(7)   100% Hilfe → Das Getränk muss dem Patienten vollständig eingegeben werden.

Nahrungsaufnahme
Handlungsdefinition: Das Essen umfasst die Verwendung von Besteck etc., um die Nahrung zum Mund zu führen. Die Einschätzung beginnt mit dem Servieren der Speisen.

Beurteilungskriterien:
(1)   Selbstständig → Der Patient benutzt das übliche Geschirr und Besteck und bewältigt jede beliebige Nahrungsbeschaffenheit (z.B. Fleisch klein schneiden).
(2)   Eingeschränkt selbstständig → Der Patient braucht mehr Zeit und/oder benutzt Hilfsmittel.
(3)   Beaufsichtigung → Der Patient benötigt Beaufsichtigung bzw. verbale Unterstützung und/oder braucht Hilfe bei der Vorbereitung.
(4)   25% Hilfe → Das Besteck muss dem Patienten angereicht bzw. abgenommen werden.
(5)   50% Hilfe → Der Patient braucht Hilfe beim Aufnehmen der Speisen.
(6)   75% Hilfe → Der Patient braucht Hilfe beim Aufnehmen der Speisen auf das Besteck und beim Zum-Mund-führen der Speisen.
(7)   100% Hilfe → Der Patient kann nicht dazu beitragen, Nahrung zum Mund zu führen.

Körperpflege
Handlungsdefinition: Die Körperpflege umfasst Mund- bzw. Zahnpflege, Haare kämmen, Waschen von Händen und Gesicht, Rasieren oder Schminken.

Beurteilungskriterien:
(1)   Selbstständig → Der Patient führt die Handlungen selbstständig aus. Er erledigt sämtliche Vor- und Nachbereitungsaktivitäten.
(2)   Eingeschränkt selbstständig → Der Patient braucht eine spezielle Ausrüstung, um die Körperpflege durchführen zu können. Der Patient benötigt mehr Zeit. Es gibt geringfügige Sicherheitsbedenken, allerdings beachtet der Patient diese von sich aus.

(3) Beaufsichtigung → Der Patient benötigt Hilfe beim Bereitlegen der Pflegemittel. Er braucht Hilfe beim Öffnen und Schließen von Behältern.
(4) 25% Hilfe → Der Patient kann die meisten der Einzelaktivitäten eigenständig ausführen.
(5) 50% Hilfe → Der Patient kann die Hälfte der Einzelhandlungen eigenständig durchführen.
(6) 75% Hilfe → Die Einzelaktivitäten müssen größtenteils übernommen werden. Es ist ausgeprägte Hilfestellung erforderlich.
(7) 100% Hilfe → Der Patient kann nur in einem sehr geringen Maße zur Bewältigung beitragen, die Körperpflege muss (fast) vollständig übernommen werden.

Baden – Duschen – Waschen
Handlungsdefinition: Waschen, Baden, Duschen umfasst Waschen des Körpers (ohne Rücken) inkl. Abtrocknen. An welchem Ort die Aktivitäten ausgeführt werden, ist nicht relevant.

Beurteilungskriterien:
(1) Selbstständig → Der Patient ist selbstständig. Er wäscht sich vom Hals abwärts bis zu den Füßen und trocknet sich ab.
(2) Eingeschränkt selbstständig → Der Patient braucht Hilfsmittel (z.B. Badewannenlift, Duschsitz) und benötigt mehr Zeit. Es bestehen geringfügige Sicherheitsbedenken, allerdings beachtet der Patient diese von sich aus.
(3) Beaufsichtigung → Der Patient benötigt Beaufsichtigung. Er braucht Hilfe beim Bereitlegen der Waschutensilien. Er braucht Hilfestellung beim Öffnen und Schließen von Behältern.
(4) 25% Hilfe → Der Patient kann den größten Teil der Einzelaktivitäten eigenständig bewältigen. Er braucht Unterstützung beim Waschen und Abtrocknen der Füße und/oder des Gesäßes.
(5) 50% Hilfe → Der Patient kann die Hälfte der Handlungen eigenständig ausführen. Der Patient braucht Hilfe bei der Verrichtung mehrerer Einzelkomponenten.
(6) 75% Hilfe → Der Patient benötigt ausgeprägte Hilfestellung. Die Handlungen müssen größtenteils übernommen werden.
(7) 100% Hilfe → Der Patient kann (fast) nicht zur Bewältigung der Handlungen beitragen.

Ankleiden oben
Handlungsdefinition: Das Ankleiden des Oberkörpers umfasst Ankleiden und Auskleiden oberhalb der Taille, einschließlich Beschaffung der Kleider von ihrem normalen Aufbewahrungsort sowie ggf. An- und Auskleiden von Prothese oder Orthese.

41

Beurteilungskriterien:
(1) Selbstständig → Der Patient zieht sich an und aus, holt die Kleidungsstücke von ihrem gewohnten Aufbewahrungsort.
(2) Eingeschränkt selbstständig → Der Patient benötigt spezielle Verschlüsse beim Ankleiden. Der Patient benötigt mehr Zeit. Es bestehen geringfügige Sicherheitsbedenken, jedoch beachtet der Patient diese von sich aus.
(3) Beaufsichtigung → Der Patient benötigt Beaufsichtigung, es wird eine Hilfsperson benötigt, welche die Kleidung zurechtlegt.
(4) 25% Hilfe → Die Hilfsperson startet den An- oder Auskleidevorgang und unterstützt den Patienten bei der Ausführung.
(5) 50% Hilfe → Die Hilfsperson führt Teilhandlungen aus.
(6) 75% Hilfe → Der Patient erhält größtenteils Unterstützung durch die Hilfsperson.
(7) 100% Hilfe → Der Patient kann (fast) nicht bei der Verrichtung helfen.

Ankleiden unten
Handlungsdefinition: Das Ankleiden des Unterkörpers beinhaltet das Ankleiden und Auskleiden abwärts der Taille, einschließlich Beschaffung der Kleider von ihrem normalen Aufbewahrungsort sowie gegebenenfalls An- und Auskleiden von Prothese, Orthese.

Beurteilungskriterien:
(1) selbstständig → Der Patient führt die Handlungen ohne Hilfestellung aus. Die Aktivitäten werden ohne Gefährdung ausgeführt.
(2) eingeschränkt selbstständig → Der Patient benötigt spezielle Verschlüsse oder Kleidung. Der Patient benötigt mehr Zeit. Es bestehen geringfügige Sicherheitsbedenken, allerdings beachtet der Patient diese von sich aus.
(3) Beaufsichtigung → Der Patient benötigt Beaufsichtigung, er benötigt eine Hilfsperson, welche die Kleidung zurechtlegt. Er braucht Hilfe beim Anlegen von Prothesen etc.
(4) 25% Hilfe → Der Patient braucht zur Bewältigung der einzelnen Handlungen leichte körperliche Unterstützung.
(5) 50% Hilfe → Die Hilfsperson leistet deutliche Hilfestellung bei vielen Einzelaktivitäten.
(6) 75% Hilfe → Der Patient muss größtenteils unterstützt werden, es ist ausgeprägte Hilfestellung erforderlich.
(7) 100% Hilfe → Der Patient kann (fast) nicht bei der Bewältigung mithelfen. Die Handlungen müssen (fast) vollständig übernommen werden.

Kleine Mahlzeiten / Frühstück
Handlungsdefinition: Diese Handlung umfasst das Schmieren eines Brotes, Brötchens u.Ä., dabei befindet sich das Material in Reichweite[21].

Beurteilungskriterien:
(1) Selbstständig → Die Handlung wird ohne Einschränkungen ausgeführt.
(2) Eingeschränkt selbstständig → Der Patient benutzt Hilfsmittel.
(3) Beaufsichtigung → Der Patient benötigt Beaufsichtigung bzw. verbale Unterstützung oder es sind Vorbereitungen notwendig.
(4) 25% Hilfe → Dem Patienten müssen Materialien angereicht werden.
(5) 50% Hilfe → Der Patient benötigt teilweise Unterstützung und Führung.
(6) 75% Hilfe → Die Zubereitung wird größtenteils übernommen.
(7) 100% Hilfe → Die Handlung muss vollständig übernommen werden.

Kochen
Handlungsdefinition: Diese Handlung umfasst das Vorbereiten und Nachbereiten einer kompletten warmen Mahlzeit.[22]

Beurteilungskriterien:
(1) Selbstständig → Das Kochen wird eigenständig ausgeführt.
(2) Eingeschränkt selbstständig → Der Patient benutzt Hilfsmittel.
(3) Beaufsichtigung → Der Patient benötigt geringe Beaufsichtigung, selten verbale Unterstützung oder es sind kleinere Vorbereitungen notwendig.
(4) 25% Hilfe → Der Patient benötigt kontinuierliche Beaufsichtigung bzw. konkrete verbale Unterstützung oder es sind Vorbereitungen notwendig.
(5) 50% Hilfe → Der Patient benötigt teilweise Unterstützung und Führung.
(6) 75% Hilfe → Die Zubereitung wird größtenteils übernommen.
(7) 100% Hilfe → Die Handlung muss vollständig übernommen werden.

Putzarbeiten
Handlungsdefinition: Putzarbeiten beinhalten folgende Tätigkeiten: Staub saugen, Staub wischen, Stühle beiseite rücken, auch das Bett machen. Eine individuelle Anforderung im persönlichen Haushalt des Patienten sollte berücksichtigt werden (z.B. Treppe wischen o.Ä.).[23]

21, 22, 23 Rivermead Version (eigene Übersetzung und Anpassung an die FIM-Skalierung): Masur, 2000, 616 ff

Beurteilungskriterien:
(1) Selbstständig → Keine Beeinträchtigungen.
(2) Eingeschränkt selbstständig → Der Patient benutzt Hilfsmittel.
(3) Beaufsichtigung → Der Patient benötigt geringe Beaufsichtigung bzw. selten verbale Unterstützung oder es sind kleinere Vorbereitungen notwendig.
(4) 25% Hilfe → Der Patient benötigt kontinuierliche Beaufsichtigung bzw. konkrete verbale Unterstützung oder es sind Vorbereitungen notwendig.
(5) 50% Hilfe → Der Patient benötigt teilweise Unterstützung und Führung.
(6) 75% Hilfe → Die Handlungen werden größtenteils übernommen.
(7) 100% Hilfe → Die Handlungen müssen vollständig übernommen werden.

Teilnahme am Straßenverkehr
Handlungsdefinition: Die Orientierung im Straßenverkehr umfasst die allgemeine Teilnahme am Straßenverkehr (Teilnahme als Fußgänger sowie die Benutzung von öffentlichen Verkehrsmitteln).

Beurteilungskriterien:
(1) Selbstständig → Es sind keine Beeinträchtigungen innerhalb des Therapierahmens beobachtbar.
(2) Eingeschränkt selbstständig → Der Patient benutzt Hilfsmittel.
(3) Beaufsichtigung → Der Patient benötigt geringe Beaufsichtigung, selten verbale Unterstützung oder es sind kleinere Vorbereitungen notwendig.
(4) 25% Hilfe → Der Patient benötigt kontinuierliche Beaufsichtigung bzw. konkrete verbale Unterstützung oder es sind Vorbereitungen notwendig.
(5) 50% Hilfe → Der Patient benötigt teilweise Unterstützung und Führung.
(6) 75% Hilfe → Der Patient muss bei der Teilnahme am Straßenverkehr größtenteils unterstützt werden.
(7) 100% Hilfe → Der Patient muss vollständig unterstützt werden.

Einkaufen
Handlungsdefinition: Das Einkaufen umfasst das Aufsuchen von Geschäften, das Bezahlen der Einkäufe und das Transportieren der Güter.

Beurteilungskriterien:
(1) Selbstständig → Keine Beeinträchtigungen innerhalb der beobachteten Situationen.
(2) Eingeschränkt selbstständig → Der Patient benutzt Hilfsmittel.
(3) Beaufsichtigung → Der Patient benötigt geringe Beaufsichtigung, selten verbale Unterstützung oder es sind kleinere Vorbereitungen notwendig.
(4) 25% Hilfe → Der Patient benötigt kontinuierliche Beaufsichtigung bzw. konkrete verbale Unterstützung oder es sind Vorbereitungen notwendig.
(5) 50% Hilfe → Der Patient benötigt teilweise Unterstützung und Führung.
(6) 75% Hilfe → Der Patient muss beim Einkaufen größtenteils unterstützt werden.
(7) 100% Hilfe → Der Patient muss vollständig unterstützt werden.

Notizfeld für den ADL-Bereich:
Hier können Besonderheiten einiger ADL-Handlungen kurz notiert werden.

XV Neuropsychologische Fähigkeiten[24] / Auffälligkeiten

	selbst-ständig ↑	einge-schränkt selbst-ständig ↕	Beaufsichti-gung ↑	25% Hilfe	50% Hilfe	75% Hilfe	100% Hilfe
Verstehen							
Ausdruck							
Sozial-verhalten							
Problem-lösung							
Gedächtnis							
Orientierung							
Aufmerksam-keit							
Kommentar							

24 In Anlehnung an „FIM-Functional Independance Measure"; Masur, 2000, 573 f und FIM-Funktionelle Selbständigkeitsmessung Manual, Version 1, Internationale Vereinigung für Assessment in der Rehabilitation (Hrsg.), 1997

Beurteilungskriterien:
Die Skalierung reicht von ungestört bis totale Hilfestellung (in sieben Items unterteilt, der FIM-Skalierung angeglichen).

Verstehen
Definition: Verstehen umfasst die Aufnahme akustischer oder visueller Informationen und deren situationsbezogene Deutung (z.B. Schrift, Zeichensprache, Gestik).

Beurteilungskriterien:
(1)   Selbstständig bzw. ungestört → Der Patient versteht Informationen und Anweisungen und kann einen gelesenen Text ohne Schwierigkeiten verstehen.
(2)   Eingeschränkt selbstständig → Der Patient braucht mehr Zeit zum Verstehen, insbesondere bei selten benutzten Wörtern. Der Patient hat Probleme, wenn schnell gesprochen wird.
(3)   Beaufsichtigung → Der Patient hat Schwierigkeiten, abstrakte und komplexe Informationen zu erfassen, eventuell auch nur zeitweilig.
(4)   25% Hilfe → Der Patient versteht nur einfache Gespräche, Informationen und Anweisungen, die sich auf einfache Grundbedürfnisse beziehen.
(5)   50% Hilfe → Der Patient versteht einfache Informationen, Gespräche und Anweisungen, die sich auf Grundbedürfnisse beziehen in kurzer Form, klaren Sätzen.
(6)   75% Hilfe → Der Patient benötigt sehr viel Zeit, um Informationen und Anweisungen zu verstehen, die seine Grundbedürfnisse betreffen. Er missversteht auch einfache Anweisungen.
(7)   100% Hilfe → Der Patient versteht trotz aller Hilfestellung nicht oder nur teilweise, was gemeint ist.

Ausdruck
Definition: Ausdruck umfasst gesprochene, geschriebene oder sonstige Äußerungen.

Beurteilungskriterien:
(1)   Selbstständig bzw. ungestört → Der Patient drückt komplexere oder abstrakte Ideen klar und flüssig aus.
(2)   Eingeschränkt selbstständig → Der Patient drückt komplexere oder abstrakte Ideen in den meisten Situationen richtig aus.
(3)   Beaufsichtigung → Der Patient hat Probleme, abstrakte und komplexere Informationen auszudrücken, eventuell nur zeitweilig.

46

(4) 25% Hilfe → Der Patient spricht langsam und undeutlich. Er kann Fehler in der Wortwahl erkennen, braucht jedoch Hilfestellung bei der Korrektur.
(5) 50% Hilfe → Der Patient braucht mäßige Hilfestellung. Er kann Grundbedürfnisse meistens mimisch oder gestisch zuverlässig ausdrücken.
(6) 75% Hilfe → Der Patient kann durch häufig benutzte Worte Grundbedürfnisse ausdrücken, er braucht dabei jedoch sehr viel Zeit.
(7) 100% Hilfe → Der Patient kann keine verständliche Sprache produzieren oder sich auf diese Weise verständlich machen.

Sozialverhalten
Definition: Soziales Verhalten umfasst die Fähigkeit im Umgang mit anderen Menschen und die Teilnahme am sozialen Leben sowie Kooperation.

Beurteilungskriterien:
(1) Selbstständig bzw. ungestört → Der Patient verhält sich angemessen gegenüber Mitarbeitern, anderen Patienten und Familienmitgliedern.
(2) Eingeschränkt selbstständig → Der Patient reagiert manchmal der Situation nicht angemessen.
(3) Beaufsichtigung → Der Patient benötigt in ungewohnten stressbeladenen Situationen Hinweise, um angemessen zu reagieren.
(4) 25% Hilfe → Der Patient braucht in gewohnten Situationen gelegentlich Anstöße und Hinweise, um sich angemessen zu verhalten.
(5) 50% Hilfe → Der Patient braucht deutliche Anstöße und Hinweise zur Bewältigung des sozialen Lebens.
(6) 75% Hilfe → Der Patient benötigt erhebliche Führung und ausdrückliche Hinweise.
(7) 100% Hilfe → Der Patient verhält sich trotz erheblicher Führung und ausdrücklicher Hinweise stark unangemessen und unkontrolliert.

Problemlösung
Definition: Unter Problemlösung werden die Fähigkeiten verstanden, komplexere Probleme und Alltagsaufgaben zu lösen. Dazu gehört, ein vorhandenes Problem grundsätzlich zu erkennen, vernünftige Entscheidungen zu treffen und umzusetzen. Dazu gehört außerdem, Fehler zu erkennen und Korrekturen durchzuführen.

Beurteilungskriterien:
(1) Selbstständig bzw. ungestört → Der Patient erkennt Probleme und trifft angemessene Entscheidungen.

(2)   Eingeschränkt selbstständig → Der Patient erkennt und löst komplexe Probleme und Alltagsaufgaben mit geringen Schwierigkeiten.

(3)   Beaufsichtigung → Der Patient benötigt in stressbeladenen, ungewohnten Situationen Hilfe, um Alltagsaufgaben zu lösen.

(4)   25% Hilfe → Der Patient benötigt geringe Hilfestellung, um Alltagsaufgaben zu lösen.

(5)   50% Hilfe → Der Patient braucht Hilfe, um Klingel, Telefon usw. zu bedienen. Er kann im Allgemeinen Hilfe holen. Er erkennt manchmal gefährliche Situationen.

(6)   75% Hilfe → Der Patient erkennt häufig nicht gefährliche Situationen. Der Patient benötigt umfangreiche Beaufsichtigung.

(7)   100% Hilfe → Der Patient kann zur Lösung der Alltagsprobleme nicht oder fast nicht beitragen. Er hat kein Problemverständnis. Es ist eine 24-Stunden-Betreuung erforderlich. Schutzmaßnahmen sind ebenfalls erforderlich.

Gedächtnis
Definition: Gedächtnis ist die Fähigkeit, Informationen zu sammeln und wiederzugeben. Zu den funktionellen Nachweisen des Gedächtnisses gehören u.a. das Erkennen von Menschen, Situationen und Orten, das Erinnern an längere Zeitabschnitte und Tagesabläufe, das selbstständige Ausführen von Anforderungen. Das Gedächtnis betrifft sowohl das Lernen als auch die Durchführung einer Aufgabe.

Beurteilungskriterien:
(1)   Selbstständig bzw. ungestört → Der Patient kann sich Belange für das alltägliche Leben merken und erkennt bekannte Personen.

(2)   Eingeschränkt selbstständig → Der Patient zeigt ein Störungsbewusstsein bezüglich seiner Gedächtnisdefizite und kann diese ohne Hilfestellung korrigieren. Der Patient benötigt mehr Zeit.

(3)   Beaufsichtigung → Der Patient benötigt in stressbeladenen ungewohnten Situationen Hilfestellung.

(4)   25% Hilfe → Der Patient braucht vereinzelt Erinnerungen, Stichwörter oder Wiederholungen in Routinesituationen. Der Patient findet häufig benutzte Wege.

(5)   50% Hilfe → Der Patient braucht Anstöße, um sich an Abläufe und Therapieinhalte vom Vortag zu erinnern. Bitten und Anweisungen müssen wiederholt werden. Der Patient braucht Hilfe bei häufig benutzten Wegen.

(6)   75% Hilfe → Der Patient braucht ausgeprägte Hilfestellung, um sich zu erinnern. Der Patient findet zum Beispiel sein Zimmer (Stationsebene) nicht. Es ist eine ausgeprägte Hilfestellung erforderlich.

48

(7)   100% Hilfe → Der Patient kann sich selten oder gar nicht an Tagesabläufe erinnern. Er erkennt keine Personen. Er braucht eine 24-Stunden-Betreuung.

Orientierung
Definition: Orientierung bezeichnet die Fähigkeit, sich im Hinblick auf Zeit, Ort, Situation und eigene Person zurechtzufinden.[25]

Beurteilungskriterien:
(1)   Selbstständig bzw. ungestört → Innerhalb der beobachteten Situationen konnten keine Beeinträchtigungen festgestellt werden.
(2)   Eingeschränkt selbstständig → Der Patient braucht mehr Zeit, um sich adäquat zu orientieren.
(3)   Beaufsichtigung → Der Patient braucht nur in ungewohnten Situationen Hilfe.
(4)   25% Hilfe → Der Patient ist geringgradig beeinträchtigt in der Fähigkeit, sich zu orientieren.
(5)   50% Hilfe → Der Patient ist mäßig beeinträchtigt in der Fähigkeit, sich zu orientieren.
(6)   75% Hilfe → Der Patient ist erheblich beeinträchtigt, sich örtlich, zeitlich, situativ und in persönlicher Hinsicht zu orientieren.
(7)   100% Hilfe → Der Patient bedarf vollständiger Unterstützung, da er komplett desorientiert ist.

Aufmerksamkeit[26]
Definition: Unter diesem Item sind folgende drei Gesichtspunkte zu berücksichtigen:
Selektivität: Fähigkeit, sich auf einen Reiz zu konzentrieren und andere zu ignorieren.
Dauer: Ausübung einer Aktivität über längere Zeit.
Parallelität: Fähigkeit, zwei Handlungen gleichzeitig auszuüben.

Beurteilungskriterien:
(1)   Selbstständig bzw. ungestört → In den beobachteten Situationen konnten keine Beeinträchtigungen festgestellt werden.
(2)   Eingeschränkt selbstständig → Der Patient zeigt Aufmerksamkeitsdefizite nur unter Stress.

25 Pschyrembel (1994)
26 AOT- Alltagsorientierte Therapie bei Patienten mit erworbener Hirnschädigung, 107

49

(3) Beaufsichtigung → Der Patient benötigt eine reizärmere Umgebung.
(4) 25% Hilfe → Der Patient zeigt Aufmerksamkeitsdefizite in 25% der Zeit (z.B. innerhalb einer Therapieeinheit).
(5) 50% Hilfe → Der Patient zeigt Aufmerksamkeitsdefizite in 50% der Zeit.
(6) 75% Hilfe → Der Patient zeigt Aufmerksamkeitsdefizite in 75% der Zeit.
(7) 100% Hilfe → Der Patient zeigt nur über einen sehr kurzen Zeitraum Aufmerksamkeitsleistungen.

Störungsbild	ohne Befund (o. B.)	Verdacht auf (V. a.)	sicher	Kommentar
Apraxie				
Neglect				
Visuelle Leistung				
Visuelle-konstruktive Leistung				
Hemianopsie				

Beurteilungskriterien:
(1) Ohne Befund: Keine Auffälligkeiten innerhalb der Diagnostik.
(2) Verdacht auf: Auffälligkeiten, die auf eine mögliche Störung hinweisen.
(3) Sicher: Sicherer Nachweis.
In dieser groben Einteilung lässt sich nur ein erster Eindruck festhalten. Sollten Auffälligkeiten in einem der benannten Punkte vorhanden sein, ist eine weitere, ausführliche Testung unerlässlich.

Apraxie → Dieses bezeichnet die Störung von Handlungen oder Bewegungsabläufen und die Unfähigkeit, Gegenstände bei erhaltener Bewegungsfähigkeit, Mobilität und Wahrnehmung sinnvoll zu verwenden.[27]

Neglect → Dieses bezeichnet eine Vernachlässigung der kontralateral vom zerebralen Herd liegenden Körperseite und/oder des Raumes (visueller, auditiver oder körperbezogener Neglect).[28]

Hemianopsie → Das Gesichtsfeld umfasst den mit beiden Augen (ohne Hilfe von Blick- oder Kopfbewegungen) wahrgenommenen Raum. Zentrale Gesichts-

27 Pschyrembel (1994)
28 Neuropsychologisches Befundsystem für die Ergotherapie

50

feldausfälle betreffen die Hälfte oder einen Quadranten des Gesichtsfeldes, seltener sind sie fleck- oder ringförmig.[29]

Räumlich-visuelle Leistungen (nach Cramon 1988):[30]
Definition: Wahrnehmungsleistungen, die einen visuellen Vergleich räumlicher Reize erfordern, z.B. Längen-, Distanz-, Positions- und Winkelschätzung ohne manuelle Leistung.

Räumlich konstruktive Leistungen (nach Cramon 1988).[31]
Definition: Räumliche Leistungen mit manuell-konstruktiver Komponente und visueller Kontrolle.

XVI Wohnsituation

In diesem Freifeld kann bei Bedarf das Wohnumfeld beschrieben werden. Leitfragen dazu können zum Beispiel sein:
- Wie ist der Zugang zum Haus / zur Wohnung?
- Wie setzt sich die Personenumgebung zusammen? Wer ist wann und wie lange anwesend?
- Wie ist die Beschaffenheit der Wohnung? (Etage, Treppen, Teppiche etc.)

XVII Berufstätigkeit

ja	nein	Anforderungsprofil (Kurzbeschreibung)

Berufstätigkeit: Ist der Patient berufstätig?
Anforderungsprofil: Hier kann eine Kurzbeschreibung der Haupttätigkeiten erfolgen, die der Patient bei seinem Beruf ausführen muss (z.B. sitzend, körperlich schwere Arbeit etc.). Diese Informationen können wesentlicher Bestandteil der folgenden Therapieplanung sein und sind besonders für den internen Gebrauch der Ergotherapie gedacht. Aus diesem Grund wurde auf eine ausführliche Erstellung eines Anforderungsprofils der Arbeitsstelle des Patienten verzichtet.

29 Masuhr, Neumann, 1998, 32
30 Neuropsychologisches Befundsystem für die Ergotherapie
31 Neuropsychologisches Befundsystem für die Ergotherapie

51

XVIII Weitere Eindrücke

Motivation	

Stimmung	

Sonstiges	

Eine kurze Notiz über die Motivation und die allgemeine Stimmung dient als Hinweis, der im Verlauf der Behandlung regelmäßig überprüft werden kann. Zum Teil richtet sich die eigentliche Therapie auch wesentlich nach diesen Gesichtspunkten aus.

XIX Behandlungsziele

Nahziele innerhalb der nächsten 14 Tage	

Mittelfristige Ziele	

Rehaziele	

Ziele aus Patientensicht	

Auf die Frage der Zielsetzung wird im späteren Verlauf ausführlicher eingegangen (s. Kapitel 3), daher erfolgt an dieser Stelle keine dezidierte Beschreibung.

52

2.5 Der zeitliche Rahmen

Aus der Berichtstruktur und den dazugehörigen Definitionen wird deutlich, was nach diesem Schema zu befunden und zu bewerten ist.

Klären wir weiterhin den zeitlichen Rahmen, den diese Struktur erfordert: In einer ergotherapeutischen Diagnostik, für die im Allgemeinen 30 Minuten (in günstigeren Fällen 45 Min.) angesetzt ist, kann das hier vorgestellte Raster nach unserer Erfahrung durchgeführt werden.

Ausnahmen bilden die Störungsbilder, die zu komplex sind, um sie innerhalb eines solchen Zeitraumes verstehen zu können, besonders bei sich überlagernden Problemgebieten:

Beispiel:
Eine 53-jährige Patientin X, die nach jahrelang bestehendem insulinpflichtigem Diabetes mellitus Typ I einen linkshemisphärischen ischämischen Insult erlitt, klagt im Erstkontakt darüber, die Kaffeetasse mit der rechten Hand nicht immer halten und zum Mund führen zu können. Unter Umständen können wir hier nicht sofort ersehen, ob zum Beispiel
a) ein Problem in der tiefensensiblen Wahrnehmung der rechten oberen Extremität besteht,
b) eine Hypästhesie aufgrund einer diabetischen PNP Einfluss nimmt,
c) Defizite im Bereich der motorischen Planung vorliegen (im Sinne einer Apraxie) oder
d) „lediglich" die Kraft in der Dorsalextension des Handgelenks nicht ausdauernd ist. Möglicherweise treffen bei dieser Patientin sogar mehrere Möglichkeiten zu, sodass die genaue Differenzierung erst nach intensiverem Kontakt ermöglicht wird.

Dieser Fall zeigt, dass eventuell eine diagnostische Beobachtung über einen erweiterten Zeitraum, etwa die ersten 2-3 Behandlungstermine, notwendig sein kann, um der Vollständigkeit des Befundes gerecht zu werden. Das heißt für die Therapiegestaltung allerdings nicht, dass über mehrere Termine eine reine Befundsituation aufrechterhalten werden muss, sondern dass der Befund mit der Behandlung kombiniert werden sollte.

Bertha Bobath sagte: „Befund und Behandlung sind nicht voneinander zu trennen." (1990)"[32].

---

32 Paeth-Rohlfs, 1999, 14

2.6 Testung im diagnostischen Erstkontakt

Wie kommt man zu einer möglichst objektiven Einschätzung?
Jeder Therapeut mag dabei seine eigenen Methoden haben und es gibt meist mehrere Varianten, wie man einen Bereich abtesten kann.
Die folgende Zusammenstellung dient als Beispiel und hat sich im Zusammenhang mit dem beschriebenen Befundbogen im Therapiealltag bereits als praktikabel erwiesen.

■ Transfer

Transfer Bett-Stuhl bzw. -Rollstuhl:
Dieser Transfer beinhaltet den Lagewechsel Liegen-Sitz sowie das Umsetzen vom Bett in den Rollstuhl a) durch einen tiefen Transfer oder b) über den Stand.
- Eine Befragung ergibt einen ersten Eindruck über die Fähigkeiten des Patienten (auch oder gerade, wenn die Selbsteinschätzung möglicherweise unrealistisch sein mag). Sie kann aber nie alleiniges Mittel zur Feststellung des Selbstständigkeitsgrades sein.
- Ist der Patient nicht in der Lage, eigenständig einen Bett-Stuhl-Transfer durchzuführen, sollte eine Erprobung grundsätzlich stattfinden, soweit dieses möglich erscheint. Voraussetzung dafür ist, dass mindestens der freie Sitz gegeben sein muss und der Patient ausreichend belastbar sein sollte, um einen begrenzten Zeitraum im Rollstuhl sitzen zu können (ggf. mit dem zuständigen Arzt abklären, falls z.B. kardiologische oder andersgeartete Probleme vorliegen). Bei diesen Grundvoraussetzungen kann durch Erprobung einer geführten Rumpfvorlage, einer Gewichtsübernahme auf die Beine (bzw. ein Bein), das Anheben des Beckens etc. das Potenzial des Patienten erfasst werden.
- Ist der Patient augenscheinlich selbstständig in der Lage, sich vom Bett auf den Stuhl umzusetzen, sollte er dieses demonstrieren, damit der Therapeut einen deutlicheren Eindruck über die Sicherheit dieses Transfers erlangt.

Transfer Badewanne / Dusche:
Dieser Transfer beinhaltet die Lagewechsel Sitz-Stand sowie den sicheren Umgang mit einer nassen und deswegen gefahrvolleren Umgebung (Boden, Wanne, Wand und Griffe).
- Durch eine Befragung kann auch für diesen Transfer eine erste Einschätzung erfolgen, aus deren Antwort verschiedene Schlüsse gezogen werden können. Möglicherweise stellt sich heraus, dass dieser Transfer noch nicht erprobt wurde (sei es allein oder mit Hilfsperson), da z.B. der Zeitpunkt der Erkrankung noch nicht weit zurückliegt und die Hygieneverrichtungen bisher im Bett stattfanden.

54

- Eine Erprobung dieses Transfers ist zwar am aussagekräftigsten, im Erstkontakt allerdings nur in äußerst seltenen Fällen möglich, da der Zeitaufwand zu hoch ist. Durch die Durchführung des zuerst beschriebenen Transfers (Bett-Stuhl) entstehen jedoch bereits erste Eindrücke, die zeigen, ob eine Selbstständigkeit beim Dusch- bzw. Badewannentransfer gegeben sein könnte oder ob hier ein Trainingsbedarf besteht.

Transfer Toilettensitz:
Wie beim Transfer Bett-Stuhl muss der Patient auch hier den Positionswechsel Sitz-Stand-Sitz (beim Rollstuhlfahrer) leisten können bzw. als Fußgänger vom Stand sicher auf den Toilettensitz gelangen. Das Gefahrenpotenzial ist gegenüber dem zuerst beschriebenen Transfer erhöht (glatter Boden, im Sitz weniger Unterstützungsfläche als auf einem Stuhl, zumindest eine Hand muss im Stand frei agieren können), was bei der Beurteilung berücksichtigt werden muss.

- Eine Befragung lässt auch hier wiederum erste Erkenntnisse zu, die für den weiteren Verlauf möglicherweise eine Erprobung erfordern (z.B.: Führt der Patient den Toilettengang selbstständig durch? Wird eine Hilfsperson benötigt? Werden Wandgriffe benötigt?).
- Eine Erprobung innerhalb der Diagnostiksituation ist ebenso wie der Badewannentransfer nicht immer möglich. Auch hier kann der Bett-Stuhl-Transfer einen Eindruck über die zu erwartenden Fähigkeiten bezüglich des Toilettentransfers liefern, er ersetzt jedoch keinesfalls eine „echte" Erprobung. Diese sollte im Bedarfsfall möglichst zügig nach dem Erstkontakt durchgeführt werden, falls sie durch Zeitmangel im ersten Termin wegfallen musste.

■ **Lagewechsel**

Rückenlage-Seitlage / Seitlage-Sitz:
Beide Lagewechsel sollten auf jeden Fall innerhalb einer diagnostischen Einheit durchgeführt werden, was im Bett bzw. auf einer Behandlungsbank möglich ist. Sie geben a) Information über die Selbstständigkeit in diesen Lagewechseln, b) einen Eindruck über die motorischen und sensorischen Fähigkeiten eines Patienten. Schnell zeigen sich in diesen basalen Aktivitäten, inwiefern zum Beispiel Paresen komplexere Bewegungsabläufe beeinflussen oder Körperwahrnehmungsdefizite eine Hilfsperson für diese Aktivitäten erfordern.

Sitz-Stand:
Der Lagewechsel Sitz-Stand sollte bei geringsten Zweifeln bezüglich der Sicherheit zunächst mit therapeutischer Hilfe erprobt werden, die bei Bedarf größtmöglich verfügbar sein muss (d.h. richtige Positionierung der Füße, Sicherung der Knie, Stabilisierung des Beckens, Führung des Rumpfes etc.)!

55

Auch hier gilt: Sofern möglich, sollte dieser Lagewechsel in der Diagnostik unbedingt erprobt werden!

Boden (Rückenlage)-Stand:
Die Erprobung dieses Lagewechsels ist bei kompletter Selbstständigkeit in allen anderen Lagewechseln sowie in den zuvor genannten Transfers angezeigt, – aber auch dann ist im Hinblick auf die zeitliche Begrenzung des Diagnostiktermins abzuwägen, ob die Testung ergebnisreich ausfallen wird.
Dieses kann zum Beispiel der Fall sein, wenn motorische bzw. sensorische Restsymptomatiken den Patienten unsicher erscheinen lassen, obwohl er darüber hinaus keine wesentlichen Auffälligkeiten mehr zeigt.
Andernfalls ist dieser umfangreiche Lagewechsel für den späteren Therapieverlauf eventuell interessanter als für den Erstkontakt.

■ **Schulter**

Bewegungsrichtungen:
Abduktion, Adduktion, Anteversion / Elevation, Retroversion, Außenrotation und Innenrotation sind a) passiv und b) aktiv zu beurteilen.
- Die Beobachtung der passiven Beweglichkeit der Schulter geschieht durch das Bewegen der oberen Extremität in allen Bewegungsrichtungen durch den Therapeuten.
  Cave!: Dieses sollte in jedem Fall unter Berücksichtigung physiologischer Bewegungsabläufe im Gelenk und möglicher Störungen dessen geschehen (beachte z.B. eine Subluxation)!
- Ist der Patient in der Lage, seine Schulter selbstständig aktiv zu bewegen, sollte er alle ihm möglichen Bewegungsrichtungen demonstrieren. Die Anleitung erfolgt durch den Therapeuten, der die Richtung durch verbale oder gestische Aufforderung vorgibt. Hilfreich können dabei imaginäre oder reale Ziele sein, die der geforderten Bewegung einen Sinn verleihen.

Beispiele:
„Heben Sie Ihren Arm so weit hoch, als ob Sie ein Buch aus dem obersten Regal holen wollen!"
„Greifen Sie nach diesem Stift!" (den der Therapeut in eine entsprechende Richtung hält).

Auch die Testung von Schürzen- und Nackengriff (mit beiden oberen Extremitäten) können eine Erleichterung innerhalb der Erstdiagnostik sein, denn sie lassen einen Seitenvergleich der rechten und linken oberen Extremität zu.

56

Scapula alata:
(Margo medialis entfernt sich vom Thorax.)
Der Befund erfolgt in erster Linie durch Palpation und Sichtbefund in Ruhestellung.
Bei passiver und/oder aktiver Bewegung der Schulter lässt sich der Bewegungsfluss ertasten und der Schweregrad einer eventuell bestehenden Scapula alata bestimmen.

Subluxation:
(Die Schulter befindet sich in einer unvollständigen Verrenkung, die Gelenkflächen stehen nicht mehr physiologisch zueinander.)
Hier steht der Tastbefund im Vordergrund, – durch Reponieren des Humeruskopfes in seine physiologische Gelenkstellung lässt sich das Ausmaß der Subluxation genauer erkennen und festlegen.

Schmerz:
Die Einteilung des Schulterschmerzes auf einer Skala von 0 bis 10 stützt sich hauptsächlich auf die Aussage des Patienten. Diese kann sowohl in verbalisierter Form als auch durch Mimik oder Gesten des Patienten erkennbar sein. Die Graduierung innerhalb dieser 11 Punkte sollte ein Anhaltspunkt für die spätere Behandlung sein und hat nicht den Anspruch auf Objektivität.

■ **Obere Extremitäten / Unterarm, Hand**

Händigkeit:
Die Ermittlung der Händigkeit kann sich meist auf die Befragung beschränken; bei erwachsenen Patienten mit Sprachstörung lässt aber auch die reine Beobachtung oft schon einen Schluss auf die Handdominanz zu.

Bewegungsrichtungen:
Extension, Flexion, Supination, Pronation, Dorsalextension, Palmarflexion, Ulnarabduktion und Radialabduktion sind a) passiv und b) aktiv zu beurteilen.
- Wie bei der Beurteilung der Schulter gibt auch hier die passive Bewegung durch den Therapeuten Aufschluss über das Ausmaß aller Bewegungsrichtungen (wiederum unter Berücksichtigung der physiologischen Bewegungsabläufe!).
- Und auch hier lassen sich die aktiven Bewegungen durch verbale oder gestische Aufforderungen abrufen, die durch Zielvorgaben attraktiver gestaltet werden können.

Tremor:
Die Befundung geschieht durch Beobachtung in Ruhestellung und bei zielgerichteter Bewegung.

Akinese:
Durch Beobachtung lässt sich feststellen, ob eine Hypo- bzw. Akinese vorhanden ist. Des Weiteren können Bewegungsaufträge erkennen lassen, ob es „Startschwierigkeiten" in der geforderten Bewegung gibt.

Beispiele:
Beobachten des Gehens und Bewegens im Raum: „Kommen Sie herein und setzen Sie sich dort auf den Stuhl!", genaue Beobachtung von Armaktivitäten, wie z.B. beim Begrüßen mit Handschlag.

Rigor:
Die Befundung geschieht durch passives Bewegen seitens des Therapeuten, – spürbar ist eine rigide Erhöhung des Muskeltonus, die sich in ruckartigem Nachlassen des Widerstandes äußert.

■ **Handmotorik**

Kraft:
Die Kraft der Finger und des Handgelenkes ist ausschließlich aktiv zu beurteilen.
- Der Händedruck gibt dabei bereits einen ersten Hinweis: Gibt man dem Patienten überkreuzt die Hände, kann der Therapeut direkt einen Seitenvergleich des vorhandenen Krafteinsatzes durchführen und so die grobe Kraft ermitteln.
- Um die einzelnen Finger zu beurteilen, kann der Therapeut z.B. eine Daumenopposition der Finger durchführen lassen und dann versuchen, diese mit seinem eigenen Zeigefinger zu trennen. Der Patient soll dabei die Opposition so fest wie möglich halten.

Faustschluss und Faust öffnen:
Diese Bewegung erschließt sich dem Therapeuten aus der reinen Beobachtung (= aktiv durchführen lassen).

Opposition:
Die Daumen-Finger-Opposition lässt sich ebenfalls aus der Beobachtung erschließen, nachdem der Patient aufgefordert wurde, diese aktiv durchzuführen (meist genügt ein kurzes Vormachen der Bewegung).

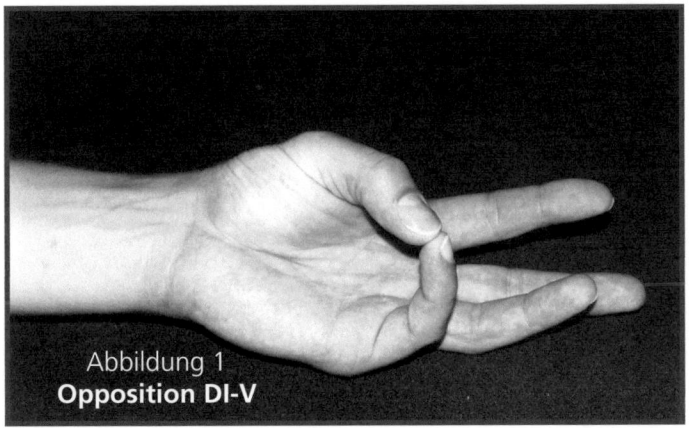

Abbildung 1
Opposition DI-V

Um die Selektivität der Finger zu beobachten, genügt es häufig schon, den Patienten einen Stift oder andere kleinere Gegenstände in der Hand drehen zu lassen. Dabei kann der Therapeut verschiedene Richtungen vorgeben, um den Schwierigkeitsgrad ggf. zu erhöhen.

Griffarten:
- Die Durchführung des Pinzettengriffes kann bereits bei der Opposition DI-II beobachtet werden.

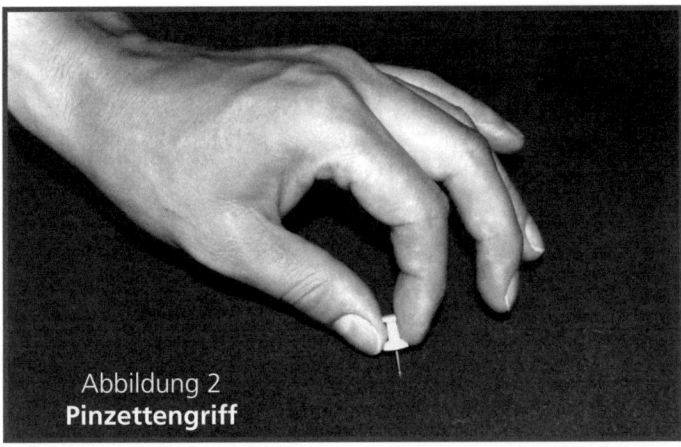

Abbildung 2
Pinzettengriff

- Der Schlüsselgriff, Hakengriff und der Zylindergriff sind durch Nachahmung beobachtbar (der Therapeut macht die Griffart jeweils vor). Allerdings erfährt man über die tatsächliche Einsetzbarkeit im Alltag jedoch mehr, wenn diese

59

Griffarten an konkreten Gegenständen gezeigt werden: Beim Aufschließen einer Schranktür, beim Halten einer Tasche mit dem Hakengriff oder beim Ergreifen eines Trinkglases (Zylindergriff) lassen sich die Griffarten deutlicher beurteilen.

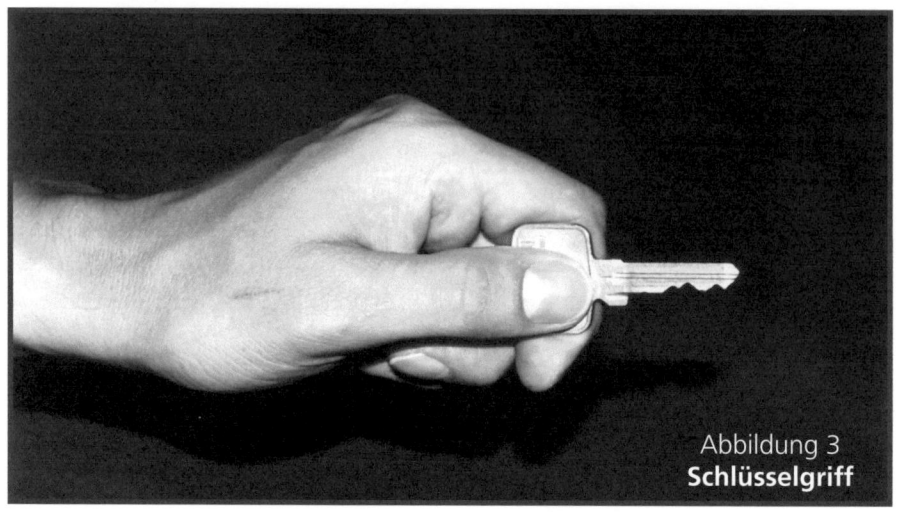

Abbildung 3
Schlüsselgriff

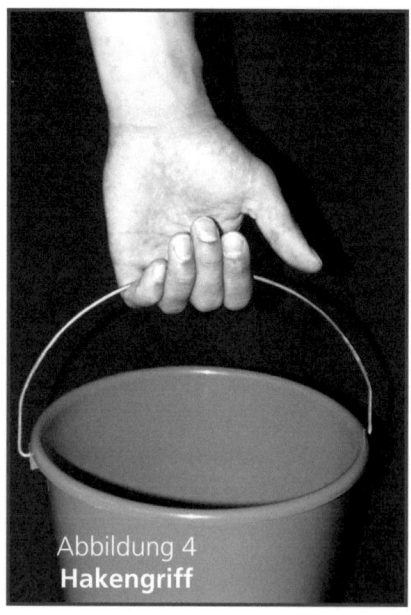

Abbildung 4
Hakengriff

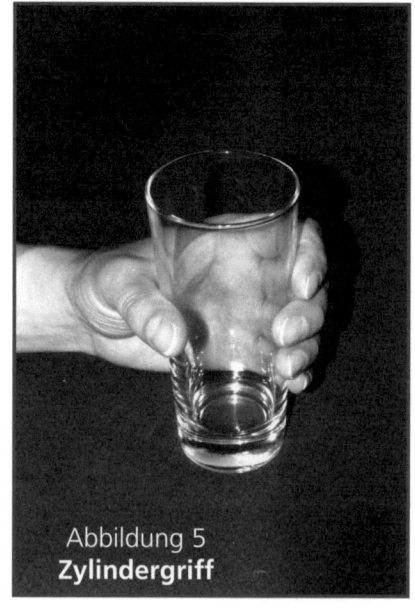

Abbildung 5
Zylindergriff

60

■ Koordination

Die unilaterale Koordinationsfähigkeit zeigt sich zum Teil schon bei der Überprüfung der Feinmotorik, wie es zuvor beschrieben wurde. Einen weiteren deutlichen Hinweis bietet die aktive Durchführung eines raschen Wechsels von Pronation und Supination (Diadochokinese). Hierbei können eine Verlangsamung oder andersartige Koordinationsstörungen erkannt werden.

- Bilaterale bzw. bimanuelle Koordinationsstörungen lassen sich innerhalb der ersten Diagnostik häufig nur erkennen, wenn sie deutlich auffällig sind. Möchte man bereits im ersten Termin genauer darauf eingehen, kann man z.B. ein Kleidungsstück zusammenlegen lassen (= enthält bilaterale und bimanuelle Bewegungsabläufe).
- Manche Patienten berichten schon in der Diagnostik von ihren Schreibstörungen. Hier ist es dann angebracht, dieses auch direkt in Kurzform zu erproben (z.B. Namen und ein beliebiges Wort schreiben lassen, um Automatismen zu entlarven). Eine genauere Schreibdiagnostik sollte dann bei Bedarf natürlich später erfolgen.

■ Sensibilität

Parästhesien lassen sich nur aufgrund der Beschreibungen der Patienten erfassen („Haben Sie manchmal ein kribbeliges oder „eingeschlafenes" Gefühl in den Händen oder Armen?" auch: untere Extremitäten).

- Die Oberflächensensibilität hat viele Facetten, darum ist in der Diagnostik nur ein erster Eindruck erfassbar. „Fühlen sich die Finger taub an? Können Sie den Unterschied zwischen dem Papier und dem Stoff Ihrer Kleidung fühlen? Spüren Sie es, wenn ich Sie am Finger berühre? Wie ist es beim Händewaschen: Fühlen Sie mit beiden Händen die Temperatur des Wassers gleich?"
- Die Tiefensensibilität ist unter anderem durch das Mirroring zu erkennen: Der Therapeut führt ohne visuelle Kontrolle des Patienten (Augen geschlossen oder verbunden) die betroffene obere Extremität in verschiedene Positionen, der Patient soll diese Positionen mit der gesunden Seite gespiegelt nachahmen. Dabei ist darauf zu achten, dass die Kompensation über die Oberflächensensibilität möglichst gering gehalten wird, indem der Therapeut kurz den Arm flächig ausstreicht (= Verwirrung der oberflächensensiblen Wahrnehmung). Nacheinander kann der Therapeut so verschiedene Gelenkstellungen überprüfen.4

Hinweis zur Beurteilung: Ein asymmetrisches Nachahmen der Bewegungen mit der gesunden Seite bedeutet nicht automatisch eine mangelnde Tiefensensibilität. Hier müssen Missverständnisse in der Durchführung ausgeschlossen werden (z.B. indem man den Test zunächst mit geöffneten Augen durchführen lässt). Bei Aphasikern ist der Test nur bedingt durchführbar.

Ein weiterer einfacher Test ist der Finger-Nase-Versuch bzw. der Finger-Finger-Versuch (der Zeigefinger soll ohne visuelle Kontrolle auf die Nase bzw. mit ausgestrecktem Arm auf den anderen Zeigefinger treffen).

■ Koma-Remissions-Skala
Erweckbarkeit / Aufmerksamkeit:
Der diagnostische Kontakt sollte grundsätzlich mit einer Begrüßung beginnen, die auch bei komatösen Patienten verbal und mit einer begrüßenden Geste durch die Hand des Therapeuten durchgeführt wird (z.B. Berühren der Hand, des Armes oder der Schulter des Patienten). Beide Begrüßungselemente sollten günstigerweise langsam und eindeutig erfolgen, auch die Umgebung (Patientenzimmer) sollte reizarm sein, um eine mögliche Überreizung zu vermeiden. Nun kann der Therapeut beobachten, inwiefern der Patient reagiert, ob z.B. spontanes Augenöffnen, eine Hinwendung zum Reiz oder keine eindeutig erkennbare Reaktion erfolgt.
Darüber hinaus findet die Beobachtung der Erweckbarkeit bzw. der Aufmerksamkeit über den gesamten Zeitraum der Diagnostik statt, da der Therapeut ständig beobachtet, inwieweit eine Kontaktaufnahme mit dem komatösen Patienten möglich ist.

Motorische Antwort:
Motorische Antworten können auf verschiedenste Reize hin erfolgen (akustisch, taktil-haptisch, visuell, vestibulär, vibratorisch), – sie sollen also auch immer als Reaktion auf einen Stimulus gesehen werden.
Beuge- oder Strecksynergismen lassen sich durch passives Bewegen der Extremitäten beurteilen (der Therapeut kann sie sehen und Widerstände fühlen).
Die Abwehr auf Schmerzreize (ob gezielt oder ungezielt) erfordert einen schmerzhaften Stimulus, der nur bei Bedarf gesetzt werden sollte (z.B. Kneifen); – oft bieten jedoch auch pflegerische Stimuli die Möglichkeit der Beobachtung, ohne dass ein „unnötiger" Schmerzreiz gesetzt werden muss (z.B. Blutentnahme, Wundversorgung etc.).
Körperhaltereaktionen können sich z.B. durch Placing oder Bettkantenmobilisation zeigen; spontanes aktives Greifen kann durch das Anbieten von Reizen jeglicher Art (s. oben) provoziert werden.

Reaktion auf akustischen Reiz:
Begrüßung, Ansprechen oder sonstiger Einsatz der eigenen Stimme verhilft dem Therapeuten zu einem ersten Eindruck, ob eine Reaktion auf akustische Reize vorhanden ist. Hilfreich ist unter Umständen die Einbeziehung eines Angehörigen (vertraute Stimme). Andere Reize, wie z.B. Klatschen, Fingerschnippen in der

Nähe der Ohren etc., können eingesetzt werden, sofern Schreck- bzw. Abwehrreaktionen unwahrscheinlich sind (dieses ist möglicherweise der Fall, wenn auf stimmliche Stimuli keine Reaktionen erfolgten).

Reaktionen auf visuellen Reiz:
Hier werden die Augenbewegungen des Patienten beobachtet: Wird ein Gegenstand oder eine Person fixiert? Kann auch ein bewegter Gegenstand bzw. eine Person fixiert werden?
Fixiert ein Patient beispielsweise den Zeigefinger des Therapeuten (unterschiedliche Entfernungen erproben, Fehlsichtigkeiten müssen berücksichtigt werden!), so kann beobachtet werden, ob er diesen auch in der Bewegung verfolgen kann. Häufig findet man Fotos von Ehepartnern, Kindern, Enkeln etc. auf dem Nachtisch des Patienten. Es sollte beurteilt werden, ob eine erkennbare Reaktion auf Bekanntes stattfindet.

Reaktion auf taktile Reize:
Taktile Reize können in der Diagnostik z.B. durch flächigen oder punktuellen Hautkontakt, Handtuch, Kissen, Wattestäbchen, Holzspatel, nasser oder trockener Waschlappen, leere Wasserflasche oder sonstige beliebige Gegenstände gegeben werden. Bei einer Reaktion ist nun zu unterscheiden, ob der Patient passiv (taktil) oder aktiv (haptisch) fühlt.

Sprechmotorische Antworten:
Hier kann eine potenzielle sprechmotorische Antwort dokumentiert werden, die wiederum als Reaktion auf verschiedenste Stimuli auftreten kann. Wenn bei Trachealkanülenträgern über die Lippenbewegungen Sprachlaute bzw. Buchstaben erkennbar sind, ist dieses als „3" (= mindestens ein verständliches Einzelwort) zu kennzeichnen.

■ **Kinästhetische und vestibuläre Wahrnehmung**
   (gilt für Intensiv- bzw. schwer betroffene Patienten):
Kinästhetische Wahrnehmung:
Zur Diagnostik wird die Stellung der Gelenke in den oberen und unteren Extremitäten passiv verändert und eine Reaktion darauf beurteilt (die möglichen Reaktionen können sich auch in den oben genannten Items der KRS wieder finden), eventuell kann ein Patient, der zwar schwer betroffen aber nicht komatös ist, die Änderung der Gelenkstellungen durch verbale Äußerungen beschreiben.

Vestibuläre Wahrnehmung:
Beurteilt wird die vestibuläre Wahrnehmung durch Stimulation des Vestibulär-

systems, was im Liegen (z.B. durch passives Drehen des Kopfes, Drehen des gesamten Patienten von der Rücken- in die Seitenlage etc.) oder im Sitz (z.B. durch Bettkantensitz, Sitz auf der Behandlungsbank mit langsamem Hin- und Herwiegen des Oberkörpers etc.) durchgeführt werden kann. Cave: Die Gefahr einer Überreizung durch vestibuläre Stimulation ist bei länger immobilisierten Patienten sehr hoch! Daher ist auch die vegetative Reaktion (Herzfrequenz, Schweißbildung etc.) dringend zu beobachten!

■ Tonus
Der Muskeltonus lässt sich durch Palpation und passives Bewegen der entsprechenden Extremität erfassen. Auch die Durchführung aktiver Bewegungen kann Aufschluss über assoziierte Reaktionen geben, welche im Allgemeinen bereits zu einer spastischen Tonuserhöhung gezählt werden.
Der Einsatz von Placing (unangekündigtes Loslassen einer Extremität, die vom Therapeuten in eine bestimmte Stellung gebracht wird) oder Holding (gleicher Vorgang, allerdings mit verbaler Ankündigung) ist in der Befundsituation ebenfalls möglich, geht aber bereits in eine genauere Tonusdiagnostik hinein, welche im Erstkontakt möglicherweise den zeitlichen Rahmen sprengt.

■ ADL
In der Diagnostiksituation kann nur eine erste Einschätzung der Fähigkeiten erfolgen. Diese lässt sich im Gespräch mit dem Patienten meist noch verfeinern, indem einzelne Bereiche abgefragt werden oder der Patient selbstständig über neu aufgetretene Schwierigkeiten berichtet.
Beispielhafte Fragestellungen: „Gibt es etwas, das Ihnen seit dem Schlaganfall in der letzten Zeit schwerer fällt? Wann fällt Ihnen auf, dass Sie durch Ihre Krankheit Probleme bekommen haben? Wie ist es zum Beispiel morgens beim Waschen und Anziehen, hilft Ihnen zurzeit die Krankenschwester dabei?"

■ Neuropsychologische Fähigkeiten
Auch für diesen Bereich können im Erstkontakt nur ein Eindruck bzw. erste Beobachtungen festgehalten werden. Die Bereiche „Verstehen" und „Ausdruck" sind im Gespräch mit dem Patienten beobachtbar, auch das „Sozialverhalten" kann evtl. dort schon Auffälligkeiten zeigen.
Teilweise ist es aufschlussreich, die Patienten über diese Fähigkeiten zu befragen („Haben Sie das Gefühl, dass sich Ihre Konzentration oder das Gedächtnis verändert haben / nachgelassen haben?"), manchmal bleibt es jedoch nur eine Vermutung, ob sich in dem einen oder anderen Bereich Probleme zeigen könnten.
Beim Auftreten von Störungen sollten weitere Beobachtungen ebenso dringend erfolgen wie die Kontaktaufnahme zu den entsprechenden Berufsgruppen, die sich eingehend mit solchen Symptomen beschäftigen (Sprachtherapeuten, Neuropsychologen).

Apraxie:
Die Testung von Apraxien kann sehr umfangreich gestaltet werden, für den Erstkontakt genügen jedoch wenige Überprüfungen, die einen ersten Eindruck vermitteln können. Eine weiterführende Diagnostik ist bei einem bestehenden Verdacht dann jedoch unbedingt notwendig.
Der Therapeut kann den Patienten einfache alltagsbezogene Tätigkeiten durchführen lassen (z.B. Hände waschen, Tür abschließen etc.), auch das Zeigen von pantomimischen, sinnvollen (= alltagsbezogenen) Bewegungen kann Aufschluss über eine mögliche Störung geben (z.B. „Zeigen Sie mir, wie Sie sich die Haare kämmen!"). Gliedkinetische Störungen lassen sich auch erkennen, indem der Patient „sinnlose" Bewegungen durchführen soll (z.B. „Legen Sie Ihre rechte Handfläche auf das linke Ohr!").

Neglect / Hemianopsie:
Da ein Neglect vielfältigste Symptome zeigen kann, wird hier lediglich auf die Erkennung des visuellen und des körperbezogenen Neglects verwiesen.
Der visuelle Neglect kann z.B. durch die Aufforderung, alle Gegenstände auf einem Tisch zu benennen, aufgedeckt werden (fehlen Gegenstände in einer bestimmten Hälfte oder Ecke des Tisches?).
Die Hemianopsie lässt sich durch folgenden Test relativ sicher abgrenzen: Eine waagerechte Linie auf einem DIN-A-4-Papier im Querformat wird mit dem Zeigefinger nachgefahren (vom Therapeuten geführt), um die Linie einmal komplett „erfahren" zu haben; dann erfolgt die Aufforderung, diese durch eine Markierung mit einem Stift genau in der Mitte zu teilen. Die „Mitte" des Neglectpatienten wird zur nicht betroffenen Seite verschoben sein. Die „Mitte" des Hemianopsiepatienten wird hingegen zur betroffenen Seite verschoben sein, da jener im Gegensatz zum Neglectpatienten seine ihm bewussten Defizite kompensieren möchte.
Der körperbezogene Neglect zeigt sich durch eine deutliche Vernachlässigung einer Körperhälfte (zumeist der linken). Fragestellungen im diagnostischen Kontakt können z.B. sein: „Wo befindet sich im Moment Ihre linke Hand? Können Sie diese auf den Tisch legen?"
Hinweise können auch äußerliche Merkmale sein: ein einseitig nicht komplett angezogenes Kleidungsstück, eine Brille, deren Bügel z.B. linksseitig nicht richtig auf dem Ohr sitzt etc.

Visuelle Leistungen:
Innerhalb der Diagnostik kann dieser Bereich nur angerissen werden und sollte, wie auch bei der Apraxie, bei Verdacht auf eine Störung im späteren Therapieverlauf näher getestet werden.

Eine Befragung des Patienten über sein persönliches Störungsempfinden ist häufig bereits aufschlussreich; des Weiteren können Aufgaben z.B. zur Längenhalbierung, Distanzschätzung oder Winkelschätzung erste Ergebnisse erbringen.

Räumlich-konstruktive Leistungen:
Patienten geben manchmal schon erste Hinweise auf eine mögliche Störung der räumlich-konstruktiven Fähigkeiten, indem sie von alltäglichen Problemen berichten, die z.B. folgendermaßen aussehen können: Während des Ankleidens gibt es Schwierigkeiten beim Finden der richtigen Ärmellöcher, beim Einschenken eines Glases trifft der Patient dieses nicht immer. Für eine genaue Überprüfung ist auch hierbei in der Diagnostik nicht genügend Zeit (eingehende Testung bei Bedarf also später!), ein erster Eindruck kann jedoch zum Beispiel bereits das Umkrempeln eines Kopfkissenbezuges geben (auch mit einer Hand möglich).

3 Zielsetzung – vom Baukastensystem zum individuellen, patientenorientierten Ziel

3.1 Voraussetzungen für die Zielfindung

Bevor die Ziele für den Therapieverlauf formuliert werden können, sind diverse Informationen erforderlich:

I.   die medizinische Diagnose
II. die medizinische Anamnese
III. die soziale Anamnese
IV. die ergotherapeutische Befunderhebung
V.   die Möglichkeiten der Therapeuten
VI. die Institution

zu I. Die medizinische Diagnose stellt selbstverständlich zunächst einmal die Grundlage der Notwendigkeit einer ergotherapeutischen Behandlung dar, bietet aber gleichzeitig auch Informationen, die schon vorab den Blick für diverse Symptome schärfen können.

Beispiel:
Die Diagnose des Patienten Y lautet: schwerstgradig ausgeprägtes Guillain-Barré-Syndrom mit kompletter Hirnnervenbeteiligung.
Falls dieser Patient sich weder durch Lautäußerung noch durch Mimik oder Gestik mitteilen kann, muss man zunächst davon ausgehen, dass ein komplett erhaltenes Wortverständnis sowie eine ungetrübte Bewusstseinslage vorliegen. Die Wahl der Ziele wird sich maßgeblich danach richten!

zu II./III. Sowohl die medizinische als auch die soziale Anamnese sind wichtige Einflussgrößen bei der Wahl der Therapieziele. Bestimmen sie doch, inwieweit sich therapeutische Sichtweisen auf die sozialen und körperlichen Ressourcen des Patienten übertragen lassen.

Beispiel:
Der bereits benannte Patient Y hatte vor ca. 1 Jahr eine Bandscheiben-OP in Höhe L4-5 nach einem Prolaps; des Weiteren ist seine Wohnsituation unsicher, da er sich zurzeit inmitten einer Trennung von seiner Lebensgefährtin befindet und beide die gemeinsame Wohnung auflösen möchten. Herr Y

ist 61 Jahre alt und befindet sich aufgrund seiner beruflich bedingten Wirbelsäulenproblematik bereits in Frührente.

In diesem Fall interessiert sowohl die medizinische als auch die soziale Anamnese, da diese Informationen den weiteren Therapieverlauf beeinflussen:

a) Die Belastung der Wirbelsäule (zum Beispiel bei der Mobilisation oder rumpfkräftigenden Übungseinheiten) muss beobachtet und therapeutisch bewertet werden.

b) Die Fernziele der Rehabilitation sollten entweder eine Selbstständigkeit in der eigenen Wohnung anvisieren (und auch körperlich anspruchsvolle Haushaltstätigkeiten beinhalten) oder eine etwaige Unterbringung in einem Pflegeheim in den Therapiezielen berücksichtigen.

zu IV. Nachdem die medizinischen und anamnestischen Informationen in Erfahrung gebracht worden sind, nimmt die ergotherapeutische Befunderhebung den größten Teil der Überlegungen ein, die vor der Zielfindung stattfinden sollten. Die hier beschriebene Version (in 2.) soll zeigen, dass ein möglichst vollständiger Befund dem Therapeuten auch die beste Grundlage für eine fundierte Zielfindung und die damit verbundene individuell ausgerichtete Therapieplanung bieten kann.

zu V. Die Möglichkeiten des behandelnden Therapeuten stellen ein eindeutiges Merkmal dar, das automatisch in eine Zielformulierung einbezogen wird, ohne jedoch immer so sehr im Bewusstsein zu sein wie die zuvor genannten. So wird beispielsweise eine Therapeutin bei einer weiblichen Patientin unter Umständen ein anderes Anziehtraining als bei einem männlichen Patienten durchführen, ein Berufsanfänger eine andere „Armbehandlung" machen als der Kollege mit Bobath-Grund- und diversen Aufbaukursen, ein handwerklich interessierter Ergotherapeut andere Schwerpunkte setzen als ein Therapeut mit größeren Interessen im kognitiv-therapeutischen Bereich. Diese Liste lässt sich unendlich fortführen, da unendlich verschiedene Wissens- und Persönlichkeitsprofile dem therapeutischen Denken und Handeln zugrunde liegen. Dass jedes einzelne Merkmal auch einen Einfluss auf die Zielfindung hat, ist manchmal eine kurze Überlegung wert.

zu VI. Auch die Gegebenheiten der Institution beeinflussen die Zielformulierung nicht unerheblich. Eine große Rehabilitationsklinik mag andere Therapiematerialien vorweisen können als eine ergotherapeutische Praxis (die zum Beispiel für den neurologischen Bereich hauptsächlich Hausbesuche anbietet), ein multiprofessionelles Team kann andere Möglichkeiten bieten als ein Ergotherapeut, der z.B. in einer geriatrischen Einrichtung der einzige fest angestellte Therapeut ist. Auch die Lage der jeweiligen Rehabilitationseinrichtung kann z.B. die Durchführung oder Erprobung bestimmter ADL-Tätigkeiten entscheiden (Kann der Patient in unmittelbarer Nähe ein öffentliches Verkehrsmittel erproben?). Teilweise werden die Zielsetzungen der Therapeuten auch zusätzlich durch Vorgaben von den Ärzten oder vom Träger einer Einrichtung vorgegeben.

Sicherlich finden sich in den meisten Abteilungen, Einrichtungen oder Praxen Vor- und Nachteile der institutionellen Gegebenheiten, aber in der Schlussfolgerung wird deutlich: Auch diese Merkmale haben einen Einfluss auf die realistische Formulierung von Therapiezielen.

3.2 Einteilung der Therapieziele

Die Einteilung der Therapieziele kann nach den unterschiedlichsten Regeln erfolgen. Als die praktikabelste Lösung erscheint jedoch eine Einteilung nach dem Zeitpunkt der Erreichbarkeit und dieses nicht zuletzt deshalb, weil die Kostenträger naturgemäß die Finanzierung der Rehabilitationsmaßnahme im Blick haben. Und Zeit ist bekanntlich Geld. Kurzum: Die Therapeuten müssen erreichbare Ziele für bestimmte Zeiträume festlegen können, damit eine Finanzierung der Therapiekosten gewährleistet werden kann. Nun fragt man sich zu Recht: Darf denn das ergotherapeutische Ziel von diesen Faktoren abhängen, die den betroffenen Menschen selbst in den Hintergrund stellen? Diese erste Erklärung für das Modell der zeitlichen Zieleinteilung erscheint zunächst als eine unangenehme (vor allem, weil sie jede therapeutische Entscheidungsfreiheit mit denkbar untherapeutischen Methoden beschneidet), sehen wir aber, was für Vorteile diese Einteilung noch bietet:

- Sie bietet eine zeitliche Planungshilfe für den Ergotherapeuten, der sich auf diese Weise schon vor den nächsten Therapien auf geplante Inhalte einrichten kann.
- Sie bietet zeitliche Anhaltspunkte für den Patienten, der möglicherweise Überlegungen für seine nähere Zukunft anstellt (– und zum Beispiel wissen möchte, ob er sich innerhalb der nächsten Wochen alleine vom Rollstuhl auf den Beifahrersitz eines Autos umsetzen kann, weil ihn die Tochter abholen möchte).
- Und sie sichert die Rezepte bzw. die Kostenzusagen für den stationären oder teilstationären Aufenthalt des Patienten sowie für die ambulante Behandlung (Das ist nicht unwichtig!).

Beispiel Transfer:
So könnte eine Einteilung nach dem Zeitpunkt der Erreichbarkeit des anvisierten Ziels aussehen:
Nahziel → Verbesserung der Rumpfmobilität und -stabilität (mit sicherer Rumpfvorlage im Sitz)
Mittelfristiges Ziel → Sicheres Aufstehen mit Haltegriff oder anderer Möglichkeit zum Festhalten, sicherer Stand für wenige Minuten
Fernziel → selbstständiger Transfer in verschiedenen Modalitäten (z.B. Rollstuhl-Bett, Rollstuhl-Toilette, Rollstuhl-Autositz)

Kriterien für die Zielformulierung[33]

Die Festlegung einiger Kriterien für die Zielformulierung macht diesen umfangreichen Vorgang übersichtlicher und fassbarer:

1. Die Therapieziele sollten relevant und motivierend für den Patienten sein. Sie sollten seinen Interessen und persönlichen Notwendigkeiten entsprechend gewählt werden.
2. Die Ziele sollten am individuellen Handicap orientiert sein. Ein „Rezept" für „den" Parkinsonpatienten zum Beispiel gibt es nicht.
3. Sie sollten positiv formuliert sein, damit sie auch ein Ziel darstellen, auf das man hinarbeiten will (nicht von dem man „wegkommen" will).
4. Die Ziele sollten in konkrete, beobachtbare Aktivitäten umsetzbar sein. Nur so kann auch der Patient den Sinn bzw. Hintergrund des therapeutischen Handelns erkennen und Motivation aufbauen.
5. Sie sollten realistisch und in angemessener Zeit erreichbar sein. Ziele, die erreicht werden, bieten zum einen die Grundlage für die nächsten Ziele, zum anderen bieten sie Motivationsressourcen für den Patienten!

3.3 Die Ziele

Wie deutlich wird, sind die Therapieziele von sehr vielen Faktoren abhängig, sie werden für jeden Patienten individuell zusammengestellt und sind so auch nur für jeden einzelnen Patienten sinnvoll und gültig. Es zeigen sich allerdings in jedem individuell erstellten Ziel verschiedene Komponenten, die die Grundlage für eine allgemein verständliche Formulierung sind. Aus diesem Grund gibt es die

---

33 s. AOT- Alltagsorientierte Therapie bei Patienten mit erworbener Hirnschädigung

folgende Zusammenstellung von Therapiezielen. Jedes ist allein für sich gesehen kein patientenorientiertes Ziel, kann jedoch durch die richtige Zusammenstellung ein solches werden!
Das Motto „vom Baukastensystem zum individuellen, patientenorientierten Ziel" steht dieser Aufstellung voran.

■ Rumpf
Thorax / Rumpf:
- Verbesserung der Funktion von:
  - Extension
  - Flexion
  - Lateralflexion links
  - Lateralflexion rechts
  - Rotation links
  - Rotation rechts
  - Exspiration
  - Inspiration

- Steigerung des Haltungstonus / der Stabilität bei hypotonen Muskelanteilen
- Tonussenkung hypertoner Muskelanteile, Reduzierung von Massensynergien
- Verbesserung von selektiven Rumpfbewegungen / von Mobilität
- Verringerung von Schmerzen (die durch hypo- bzw. hypertone Muskeln verursacht sind)
- dynamische Stabilisierung des Rumpfes bei beweglichen Extremitäten (koordinative Fähigkeiten) im Sitz, Stand, Gang
- Erhalt von Rumpffunktionen

■ Obere Extremitäten
Grobmotorik:
- Verbesserung der Funktion von:
  - Anteversion
  - Retroversion
  - Innenrotation
  - Außenrotation
  - Abduktion
  - Adduktion
  - Extension
  - Flexion

71

- Pronation
- Supination
- Dorsalflexion
- Palmarflexion

- Tonussenkung hypertoner Muskeln, Reduzierung von Massensynergien
- Tonusaufbau von hypotonen Muskelanteilen
- Verhinderung von potenziellen Schmerzen (= Verringerung eines Schulterspaltes, Mobilisation des Handgelenks etc.)
- Reduzierung vorhandener Schmerzen (= Verringerung von Schulterschmerzen, Nervendehnungsschmerzen, Schmerzen bei sympathischer Reflexdystrophie etc.)
- Festigung von Kompensationsstrategien bei Ataxie
- Verbesserung der dynamischen Koordination
- Erhalt grobmotorischer Funktionen
- Kontrakturprophylaxe

Handmotorik:
- Verbesserung der Funktion von:
  - Fingerflexion
  - Fingerextension
  - Fingerabduktion
  - Fingeradduktion
  - Daumenabduktion
  - Daumenadduktion
  - Opposition

- Tonussenkung hypertoner Muskulatur
- Tonusaufbau hypotoner Muskelanteile
- Verbesserung der dynamischen Koordination / Manipulation

- Verbesserung der Greiffunktionen:
  - Faustschluss
  - Zylindergriff
  - Kugelgriff (sphärischer Griff)
  - Hakengriff
  - 2-Punkt-Griff (DI/II)
  - 3-Punkt-Griff (DI/II/III)
  - Lateralgriff

- Erhalt feinmotorischer Funktionen
- Kontrakturprophylaxe

Gesamtmotorik obere Extremität:
- Verbesserung der Arm-Hand-Koordination
- Prävention eines Schulter-Arm-Syndroms
- bestmögliche Gebrauchsfähigkeit im Alltag

■ **Sensibilität**
Oberflächensensibilität (somatische Wahrnehmung):
- Verbesserung der taktil-haptischen Wahrnehmung von:
  - Reizqualität (Diskrimination von spitz-stumpf etc.)
  - Lokalisation
  - Temperaturunterscheidung
- Vermittlung von Grenzen im Körperbild (bei Intensivpatienten)
- Anbahnung von Kontakt / Kommunikation über Hautkontakt (bei Intensivpatienten)

Tiefensensibilität:
- Verbesserung des Raum-Lageempfindens / der Propriozeption (bestimmter Extremitäten)
- Vermittlung eines adäquaten Körperschemas / der Körpermitte (bei Pushern etc.)
- Anbahnung, Verbesserung der vestibulären Wahrnehmungsqualitäten / Verbesserung des Gleichgewichtssinnes (u.a. bei Intensivpatienten)
- Anbahnung, Verbesserung der vibratorischen Wahrnehmung / der Pallästhesie (bei Intensivpatienten)

Sonstiges:
- Verbesserung stereognostischer Fähigkeiten (Erkennen von Gegenständen durch Ertasten, unter Ausschluss visueller Kontrolle)
- Verringerung von Parästhesien (Missempfindungen)
- Verhinderung von Habituation (= Gewöhnung; eine unveränderte Reizsituation verringert die aktive Differenzierungsfähigkeit) / Verringerung taktiler Abwehrreaktionen (bei Intensivpatienten)
- Vermittlung von gustatorischen und olfaktorischen Wahrnehmungserlebnissen (bei Intensivpatienten)
- Vermittlung visueller Wahrnehmungserlebnisse (bei Intensivpatienten)

■ **ADL**
Selbstversorgung:
- Selbstständigkeit ohne Hilfe bei ...
- Selbstständigkeit mit Hilfsmitteln bei ...
- aktive Mithilfe (+ Hilfsperson) bei ...

  - Transfer Bett-Stuhl (-Bett)
  - Toilettengang
  - Trinken
  - Nahrungsaufnahme
  - Ausziehen
  - Anziehen
  - Gesicht- / Händewaschen
  - Zahnpflege
  - Frisieren / Bürsten
  - Haarwaschen
  - Make-up / Rasieren
  - Ganzkörperwäsche
  - in die Badewanne ein- und aussteigen
  - Mobilität innerhalb des Wohnbereiches
  - Mobilität außerhalb des Wohnbereiches
  - Transfer Boden-Stuhl

Leichte Haushaltstätigkeiten:
- Selbstständigkeit ohne Hilfe bei ...
- Selbstständigkeit mit Hilfsmitteln bei ...
- aktive Mithilfe (+ Hilfsperson) bei ...

  - ein kaltes Getränk einschenken
  - ein warmes Getränk zubereiten (Tee, Kaffee)
  - eine kleine Mahlzeit / Frühstück zubereiten
  - eine Mahlzeit zubereiten / Kochen
  - Telefonieren
  - kleinere Haushaltsgeräte benutzen (Haartrockner, Mixer etc.)

Schwere Haushaltstätigkeiten:
- Selbstständigkeit ohne Hilfe bei ...
- Selbstständigkeit mit Hilfsmitteln bei ...
- aktive Mithilfe (+ Hilfsperson) bei ...

  - Wäsche waschen
  - Wäsche aufhängen

74

- Bügeln
- Putzarbeiten (einzuteilen in: Staub wischen, Staub saugen, Fegen, Flächen und Boden wischen, Fenster / Spiegel putzen, Badezimmer / WC putzen, Spülen, herumliegende Gegenstände aufräumen, Stühle beiseite schieben etc.)
- Betten machen

Tätigkeiten außerhalb der Wohnung:
- Selbstständigkeit ohne Hilfe bei ...
- Selbstständigkeit mit Hilfsmitteln bei ...
- aktive Mithilfe (+ Hilfsperson) bei ...

  - eine Straße überqueren / sichere Orientierung im Straßenverkehr
  - Umgang mit Geld / Zahlungsmitteln
  - Einkäufe transportieren / Taschen tragen
  - Geschäfte / Ämter / Bank etc. aufsuchen
  - öffentliche Verkehrsmittel benutzen
  - Einsteigen in ein Auto / Aussteigen aus einem Auto

Kulturtechniken:
- Selbstständigkeit ohne Hilfe bei ...
- Selbstständigkeit mit Hilfsmitteln bei ...
- aktive Mithilfe (+Hilfsperson) bei ...

  - graphomotorische Leistungsfähigkeit
  - Wiederherstellung der Schreibfähigkeit
  - Verbesserung der Ausdauer beim Schreiben
  - Lesen
  - Förderung der Leseleistungen
  - Umgang mit Zahlen
  - Verbesserung des Umgangs mit Zahlen
  - Ausbau der Rechenoperation
  - Erarbeiten des Umgangs mit der Uhr

■ **Neuropsychologische Störungen**
Neglect:
- Förderung / Erweiterung / Erarbeitung
  - motorischer Fähigkeiten der betroffenen Seite (Einsatz des vernachlässigten Arms)
  - einer besseren Einsatzfähigkeit der betroffenen Seite
  - eines erweiterten Aktionsradius des Patienten

- der selbstständigen Verrichtung von ADL-Fähigkeiten wie Rasieren, Anziehen und Waschen
- der Exploration / Wahrnehmung der betroffenen Seite (Kompensationstechniken)
- der Orientierung, die aufgrund einer Neglectsymptomatik eingeschränkt ist
- von systematischen und sicheren Suchstrategien im Raum
- einer realistischen Einsicht in die Ressourcen und Defizite (realistische Einschätzung von Gefahrensituationen)
- einer erhöhten Dauerbelastbarkeit

Apraxie:
- Verbesserung / Erweiterung / Förderung / Einschleifen / Erarbeitung
  - einfacher Gesten
  - einfacher motorischer Bewegungen
  - sinnvoller Handlungsketten
  - der Komplexität einer Handlung
  - des richtigen Objektgebrauchs
  - von Handlungsabläufen
  - von Teilschritten
  - korrekter Handlungssequenzierung
  - des richtigen Einsatzes eines Objekts zum Körper
  - der Anpassung der Körperhaltung an das Objekt

Hemianopsie:
- Verbesserung / Erweiterung / Förderung etc.
  - der örtlichen Orientierungsleistungen
  - Vermittlung von Bewältigungsstrategien für den Alltag
  - Heranführen an die sichere Teilnahme im Straßenverkehr

Orientierung:
- Verbesserung / Erweiterung / Förderung etc.
  - der personalen Orientierung
  - der kalendarischen und zeitlichen Orientierung
  - der situativen Orientierung
  - der örtlichen und geografischen Orientierung
  - der Orientierung in unmittelbarer Wohnungsumgebung
  - der Orientierung und Mobilität (Benutzung öffentlicher Verkehrsmittel)
  - der Orientierung auf Wohnungsebene / bzw. Gebäudeebene

Aufmerksamkeit / Konzentration:
- Förderung / Verbesserung
  - der selektiven Aufmerksamkeit
  - der geteilten Aufmerksamkeit
  - der Daueraufmerksamkeit
  - der Vigilanz

Gedächtnis:
- Verbesserung / Erarbeitung / Förderung etc.
  - von Alltagsleistungen
  - Reduktion gedächtnisbedingter Probleme im Alltag
  - der Autonomie im Alltag
  - eigener Bewältigungsstrategien
  - des Einsatzes externer Gedächtnishilfen
  - der realistischen Wahrnehmung der eigenen Ressourcen und Defizite
  - von individuellen gedächtnisfördernden Strategien in Alltagssituationen

Handlungsplanung / Problemlösen:
- Verbesserung / Erarbeitung / Förderung etc.
  - der kognitiven Repräsentation eines Handlungsablaufes
  - Einschleifen von Handlungsketten (unter bestimmtem therapeutischen Vorgehen)
  - Erweiterung der Handlungskomplexität (Zweischrittplanung bzw. Mehrschrittplanung)

Räumlich-visuelle und räumlich-konstruktive Leistungen[34]:
- Verbesserung / Erarbeitung / Förderung etc.
  - räumlich visueller Leistungen
  - räumlich konstruktiver Leistungen
  - (Längen-, Distanz-, Positions- und Winkeleinschätzung)
  - Übertragung der erlernten Strategien auf Alltagshandlungen (z.B. beim Ankleiden etc.)

Sozio-emotionale Fähigkeiten[35]:
- Verbesserung / Erarbeitung / Förderung:
  - der Kontaktfähigkeit
  - der Handlungskompetenz
  - sozialer Kompetenzen
  - des Antriebs

---

34 Neuropsychologisches Befundsystem für die Ergotherapie
35 Melba, Manual Arbeitsmaterialen für das Melba Verfahren

- der Motivation
- der Ausdauer
- der Kritikfähigkeit
- der Misserfolgstoleranz
- der Tagesstrukturierung
- der Frustrationstoleranz

4 Literaturquellen

AOT- Alltagsorientierte Therapie bei Patienten mit erworbener Hirnschädigung, Stuttgart: Georg Thieme Verlag.

EKN-Materialien für die Rehabilitation 6, Untersuchung zerebraler Handfunktionsstörungen (1994). Joachim Hermsdörfer, Norbert Mai, Gudrun Rudroff, Monika Münßinger. Dortmund: borgmann publishing.

FIM-Funktionelle Selbständigkeitsmessung Manual, Version 1, Internationale Vereinigung für Assessment in der Rehabilitation (Hrsg.), 1997.

Frommelt, Peter; Grötzbach, Holger (Hrsg.) (1999). NeuroRehabilitation, Grundlagen, Praxis, Dokumentation. Berlin; Wien: Blackwell-Wissenschaftsverlag.

Hasselblatt, Anita (1992). Ergotherapie in der Orthopädie. Köln: Verlag H. Stam GmbH.

Hüter-Becker, Antje; Dölken, Mechthild (Hrsg.) (2004). Physiotherapie in der Neurologie, Physiolehrbuch, Praxis. Stuttgart: Georg Thieme Verlag. 2004

Masuhr, Karl F.; Neumann, Marianne (1998). Neurologie, Duale Reihe, 4. Auflage. Stuttgart: Hippokrates Verlag.

Masur, Harald. Unter Mitarbeit von K. Papke, S. Althoff, C. Oberwittler (2000). Skalen und Scores in der Neurologie. Stuttgart: Georg Thieme Verlag.

Melba, Manual Arbeitsmaterialen für das Melba Verfahren 3. Auflage, Siegen 2000.

Michal, Caroline. Neuropsychologisches Befundsystem für die Ergotherapie, Heidelberg: Springer Verlag.

Paeth-Rohlfs, Bettina (1999). Erfahrungen mit dem Bobath-Konzept. Stuttgart; New York: Georg Thieme Verlag.

Pschyrembel (1994). Klinisches Wörterbuch. Berlin; New York: de Gruyter.

Weiterführende Literatur

Bauder, Heike; Taub, Edward; Miltner, Wolfgang H.R.: Behandlung motorischer Störungen nach Schlaganfall. Die Taubsche Bewegungsinduktionstherapie. Hogrefe Verlag, 2001

Biefang, Sibylle; Potthoff, Peter; Schliehe, Ferdinand: Assessmentverfahren für die Rehabilitation. Hogrefe Verlag, 1999

Eickhof, Christel: Grundlagen der Therapie bei erworbenen Lähmungen. Pflaum Verlag, 2001

Freivogel, Susanna: Motorische Rehabilitation nach Schädelhirntrauma. Klinik – Grundlagen – Therapie. Pflaum Verlag, 1997

Letzel, Christoph: Neuropsychologische Befunderhebung. Arbeitsbuch für Befund und Therapie. Pflaum Verlag, 2003

Loose, Antje-Catrin: Systematische therapeutische Diagnostik in der Pädiatrie und Neurologie. Effektive Diagnostik und Dokumentation mit Befundbögen. Pflaum Verlag, 2002

Minkwitz, Kirsten; Platz, Thomas: Armmotorik nach Schlaganfall. Neue Ansätze für Assessment und Therapie. Neue Reihe Ergotherapie. Schulz-Kirchner Verlag, 2001

Voigt-Radloff, Sebastian; Akkad, Heide; Seume, Caroline: Das Ergotherapeutische Assessment. Ein validiertes Instrument zur ergotherapeutischen Diagnostik, Therapieplanung und Evaluation. Universitätsklinikum Freiburg, ZGGF, Zentrum für Geriatrie und Gerontologie Freiburg, 2003

Internet: www.kompetenznetz-schlaganfall.de